Saurabh Verma
Shafath Ahmed

Guias cirúrgicas para implantes

Saurabh Verma
Shafath Ahmed

Guias cirúrgicas para implantes

ScienciaScripts

Imprint
Any brand names and product names mentioned in this book are subject to trademark, brand or patent protection and are trademarks or registered trademarks of their respective holders. The use of brand names, product names, common names, trade names, product descriptions etc. even without a particular marking in this work is in no way to be construed to mean that such names may be regarded as unrestricted in respect of trademark and brand protection legislation and could thus be used by anyone.

Cover image: www.ingimage.com

This book is a translation from the original published under ISBN 978-620-7-64835-1.

Publisher:
Sciencia Scripts
is a trademark of
Dodo Books Indian Ocean Ltd. and OmniScriptum S.R.L publishing group

120 High Road, East Finchley, London, N2 9ED, United Kingdom
Str. Armeneasca 28/1, office 1, Chisinau MD-2012, Republic of Moldova, Europe
Printed at: see last page
ISBN: 978-620-7-66361-3

GUIAS CIRÚRGICOS DE IMPLANTES

Índice

INTRODUÇÃO 9

EVOLUÇÃO 12

REVISÃO DA LITERATURA 16

OBJECTIVO DO MODELO CIRÚRGICO............................27

CLASSIFICAÇÃO DOS MODELOS 29

VANTAGENS E DESVANTAGENS: 38

MATERIAIS E MÉTODOS 42

MÉTODOS DE FABRICO: 46

ORIENTAÇÃO CIRÚRGICA AVANÇADA............................103

DISCUSSÃO 125

CONCLUSÃO 130

RESUMO 133

REFERÊNCIAS:...135

LISTA DE ABREVIATURAS

GPT	Glossary of prosthodontic terms
CT	Computed tomography
CBCT	Cone beam computed tomography
MSCT	Multislice Computed Tomography
CAS	Computer-aided surgery
CAD	Computer-aided design
CAM	Computer-aided manufacturing
SLA	Stereolithography
RP	Rapid prototyping
OS	Optical scan
3DP	3-dimensional digital printing
SD	Standard deviation
DICOM	Digital Imaging and Communication in Medicine
FPD	Fixed partial denture
RCP	Ridge crest preparation guide
VDO	Vertical dimension of occlusion
CCD	Computer driven drilling
VIP	Virtual implant placement
IGI	Image Guided Implantology

<u>**LISTAS DE FIGURAS**</u>

Fig1: Moldes de diagnóstico montados no articulador com enceramento de diagnóstico completo.

Fig2: Matriz de polipropileno feita de material de coping de 0,02 polegadas reposicionado no molde de diagnóstico.

Fig3: Posições protéticas ideais para implantes marcadas no molde de diagnóstico.

Fig4: Stent radiográfico-cirúrgico feito de material de protetor bucal de 0,15 polegadas posicionado sobre molde de diagnóstico com rolamentos metálicos embutidos. (PC: JPD 1988).

Fig5: Stent com rolamentos metálicos de diferentes tamanhos na localização pretendida para o implante.

Fig6: Radiografia panorâmica do doente com o stent colocado.

Fig7: Molde de pré-tratamento

Fig8: Molde em caixa com provisório radiopaco para aplicação de ortodontia

Fig9: Molde com provisório

Fig10: Vista oclusal radiopaca

Fig11: Provisório radiopaco

Fig12: Prótese de prova duplicada.

Fig. 13: Stent transparente de metacrilato de metilo auto-polimerizado com uma proporção de 4:1 de resina e sulfato de bário com tubos de aço inoxidável.

Fig14: Modelo radiográfico com lâminas de chumbo

Fig15: TAC com marcadores de guta-percha (corte transversal)

Fig16: Moldes de diagnóstico com e sem enceramento

Fig17: Moldes vacuformados sobre o molde de diagnóstico bloqueado e o molde duplicado do enceramento de diagnóstico com uma folha de plástico transparente

Fig. 18: Prepare os orifícios na guia nos locais pretendidos para os implantes. Utilize uma broca redonda para preparar um orifício piloto e aumente a largura para 3 mm de diâmetro, preencha o orifício preparado com guta-percha. [a. **Modelo de diagnóstico colocado sobre o modelo da dentição existente; b. Stent após polimerização; c. Guta-percha colocada no local de implante pretendido]**

Fig19: Coloque as hastes de guta-percha no stent ao longo da linha oclusal central dos dentes posteriores ou na crista do cíngulo dos dentes anteriores

Fig. 20: Coloque esferas de guta-percha de 2 mm no local pretendido de cada fixação do implante.

Fig. 21: Adapte a cera de proteção contra as intempéries ou a cera de embelezamento às superfícies facial e lingual do stent e a vários dentes contíguos

Fig. 22: Resina acrílica transparente para formar um índice oclusal e assegurar o assentamento positivo do stent intra-oralmente.

Fig23: Modelo formado.

Fig24,25: Seleccione dentes artificiais de tamanho semelhante ao da dentição oposta ou adjacente. São dispostos no espaço edêntulo e o molde é feito sobre a crista, seguido do contorno dos dentes.

Fig26: A haste de análise está alinhada com o longo eixo dos dentes artificiais.

Fig27: Prepare um tubo redondo de 10 mm de comprimento de 0,045 polegadas.

Fig. 28, 29: O tubo é então colocado sobre o contorno de um dos dentes artificiais que representa o local para a colocação do implante, cimentado no sítio.

Fig. 30, 31: O modelo cirúrgico é delineado no molde de gesso e é construído com três espessuras de cera da placa de base.

Fig32: Stent cirúrgico completo

Fig. 33, 34: Coloque ambas as lâminas na mesa de observação com o molde. Determine a localização ideal e o possível ângulo do eixo do implante. Faça orifícios para pinos em ambas as placas e fixe-os (I mm de diâmetro) para avaliação radiográfica com uma pequena quantidade de resina acrílica autopolimerizada transparente.

Fig. 35: Retractor de retalho personalizado com acrílico transparente.

Fig. 36: Preparação do canal de guia.

Fig37: Stent bilaminar concluído

Fig38: Stent colocado intra-oralmente

Fig39: Colocação do implante com Stent

Fig40: Quando a resina acrílica está quase polimerizada, a haste piloto do implante é colocada na resina acrílica.

Fig41: Haste radiográfica colocada nos orifícios-guia utilizando cera pegajosa para reter as hastes.

Fig42: Guia radiográfica no sítio. Note o paralelismo dos orifícios de guia, a clareza e a densidade das hastes

Fig43: Guia radiográfico e cirúrgico para sobredentadura implanto-suportada

Fig44: molde num topógrafo dentário, aproximando o ângulo para a osteotomia cirúrgica proposta.

Fig45: Orifício de criação de pequenas dimensões no gesso, numa localização e angulação precisas.

Fig46: Localização proposta para o implante, indicada pela intersecção das marcas buco-lingual e mesio-distal.

Fig47: Guia de preparação da crista do rebordo (RCP) através da polimerização do material de polimerização ligeira.

Fig48: Adapte o material de polimerização ligeira ao molde e ao molde de broca a partir do aspeto lingual.

Fig49: Guias cirúrgicas fabricadas

Fig50: Enceramento de diagnóstico A, vista frontal; B, vista direita

Fig51: Almofadas de retenção num duplicado do molde de cera para cima

Fig52: Abertura de acesso sobre o local do implante na férula cirúrgica

Fig53: Gabarito radiográfico-cirúrgico com a haste da broca paralela às hastes de inspeção Superfície gengival reduzida em 2 mm para visibilidade e irrigação externa.

Fig54: Enceramento de diagnóstico

Fig. 55: Delineie a angulação mesiodistal pretendida dos implantes ao longo do lado bucal do molde e estabeleça um eixo de referência com um traçado.

Fig56: Perfuração de furos de guia

Fig57: Guia cirúrgica convencional como um plano plano de 4 mm de espessura sobre o implante fixo suportado

Fig58: Plano perpendicular da resina acrílica no lado lingual

Fig59, A: Radiografia com enceramento de diagnóstico,

Fig. 60, B: Guia cirúrgica fabricada em CAD CAM,

Fig61, C: Guia preparada colocada intra-oralmente

Fig62, D: Imagem pós-operatória

Fig63: Colocação de implantes utilizando a navegação, o ecrã apresenta a orientação da peça de mão em relação ao maxilar do doente

INTRODUÇÃO

A prótese implanto-suportada osseointegrada é uma alternativa prática à prótese tradicional; no entanto, a conceção de uma prótese implanto-suportada funcional ou esteticamente compatível requer um diagnóstico preciso, planeamento protético e execução cirúrgica[1] . A necessidade de um implante dentário abordar completamente múltiplos factores físicos e biológicos impõe enormes restrições ao protocolo cirúrgico e de restauração. A limitação anatómica e as exigências de restauração requerem que o cirurgião adquira precisão no planeamento e posicionamento cirúrgico dos implantes dentários. A colocação ideal do implante não só facilita o estabelecimento de forças favoráveis nos implantes e nos componentes protéticos, como também assegura um resultado estético, bem como posições dos implantes e das matrizes de retenção paralelas entre si e ao trajeto de inserção da prótese[2] . Assim, a elevada precisão no planeamento e execução dos procedimentos cirúrgicos é importante para garantir uma taxa de sucesso elevada sem causar quaisquer danos iatrogénicos. Por conseguinte, é aconselhável utilizar um dispositivo de transferência que aumente seguramente a previsibilidade do sucesso.

A colocação precisa de implantes requer a utilização de técnicas de imagiologia adequadas, juntamente com a utilização de uma férula cirúrgica bem construída. Um stent é um aparelho utilizado para a avaliação radiográfica da altura e largura do osso disponível durante o planeamento do tratamento para a colocação de implantes ou durante os procedimentos cirúrgicos para fornecer o local para uma colocação óptima do implante. O Glossário de termos prostodônticos

(GPT-10) define a férula cirúrgica como um guia utilizado para auxiliar na colocação e angulação cirúrgicas correctas dos implantes dentários[4] . Uma guia cirúrgica é a união de dois componentes: os cilindros de guia e a superfície de contacto. A superfície de contacto adapta-se a um elemento das gengivas do paciente ou ao maxilar do paciente (ou seja, o osso, os dentes). Os cilindros dentro das guias de broca ajudam a transferir com precisão o plano, direccionando a broca para a localização e orientação precisas[5] . As três técnicas habitualmente utilizadas para preparar os orifícios-guia e fabricar o guia de implante radiográfico e cirúrgico são a tecnologia convencional à mão livre, a fresagem e a tecnologia de desenho assistido por computador/manufaturação assistida por computador (CAD-CAM) [6]. Os desenhos de stent introdutórios em meados e finais dos anos 90 eram convencionais à mão livre, o seu resultado clínico é frequentemente imprevisível e, mesmo que os implantes estejam bem colocados, a localização e o desvio dos implantes podem não satisfazer os requisitos protéticos ideais. Recentemente, a conceção e o fabrico assistidos por computador tornaram possível a utilização de dados de tomografia computorizada não só para planear a reabilitação com implantes, mas também para transferir esta informação para a cirurgia.

A utilização de guias cirúrgicos incorpora o planeamento protético através de um modelo scanográfico que permite otimizar o tratamento do ponto de vista protético e biomecânico. Também dita ao cirurgião a colocação do corpo do implante que oferece a melhor combinação de suporte para as forças repetitivas de oclusão, estética e requisitos de higiene[2,3] . Estes modelos proporcionam uma precisão adequada da colocação do implante nas direcções mesiodistal e vestibulolingual e simplificam o protocolo de carga imediata. A colocação desalinhada do implante é um dilema muito comum que complica frequentemente os procedimentos clínicos laboratoriais destinados ao fabrico de superestruturas. Na realidade, isto exige uma colaboração estreita entre os protésicos e os cirurgiões para trabalharem em conjunto como uma equipa que facilitará a preparação precisa do stent cirúrgico ou da guia cirúrgica. Está bem documentado que os implantes dentários colocados com uma guia cirúrgica são posicionados com maior precisão do que os colocados sem uma guia[7].

EVOLUÇÃO

Já em 1987, foram utilizados gabaritos cirúrgicos para ajudar o cirurgião na colocação óptima de implantes dentários. Stumpel foi um dos primeiros trabalhadores a pensar na utilização de stents cirúrgicos. Com base na quantidade de restrição cirúrgica oferecida pelos gabaritos de guia cirúrgico, a sua investigação terminou com a identificação de três conceitos básicos de design de fabrico: (1) Design não limitador, (2) Design parcialmente limitador. (3) Desenho completamente limitador[11,12]. Engelman et al. em 1988, mostraram uma técnica em que o orifício do pino guia era perfurado através de uma matriz transparente formada a vácuo. No entanto, as angulações foram realmente determinadas pelo uso de dentes adjacentes e opostos[13]. Mais tarde, percebeu-se que estas matrizes podem servir como indicadores de imagem durante a fase cirúrgica do implante. Estas medidas radiográficas de controlo cruzado não só confirmam o posicionamento final do implante, como também confirmam o paralelismo relativo com as dentições adjacentes e opostas. Adrian et al. (1992) utilizaram resina acrílica auto-polimerizável para fabricar uma férula radiográfica e cirúrgica. Moldou uma folha de chumbo sobre os incisivos maxilares e mandibulares e utilizou um cefalograma lateral para verificar os parâmetros relacionados[14]. As concepções de stent introdutórias em meados e finais da década de 90 eram de diagnóstico ou cirúrgicas e centravam-se na determinação da correlação do local do implante com as estruturas vitais circundantes.

Os exames de tomografia computorizada (TC) para o planeamento protético têm sido utilizados desde o início dos anos 90 para fornecer um modelo cirúrgico para a colocação previsível e fiável de implantes osseointegrados na mandíbula. Estes exames fornecem uma visão tridimensional do osso alveolar, para que a equipa dentária possa estabelecer a posição, o ângulo e a profundidade do implante. Em 1995, os programas de software estavam a ser utilizados regularmente para obter imagens de TC reformatadas da mandíbula e do maxilar para o planeamento de supra-estruturas protéticas fixas e removíveis, incluindo modelos protéticos radiopacos para um posicionamento ótimo dos implantes em pacientes edêntulos. Marino et al. (1995)[3] demonstraram a primeira utilização clínica de resina acrílica termopolimerizável no fabrico da férula cirúrgica, especialmente em situações de ausência parcial. Para a tornar radio-opaca em TC, aplicaram resina composta de polimerização dupla misturada com giz colorido. Stellino et al. (1995)[15] demonstraram restaurações provisórias fixas de resina acrílica com a utilização de guta percha como marcador radiopaco. Isto é particularmente vantajoso como uma alternativa ao stent radiológico amovível quando a utilização de uma ponte de restauração fixa provisória no local do implante é uma abordagem conveniente. Takeshita et al (1997)[17] foram os primeiros a introduzir o conceito de mistura de resina acrílica com material radio-opaco para fabricar uma férula cirúrgica (em vez de resina acrílica pura). Misturaram pó de sulfato de bário com resina acrílica numa proporção de 4:1.

Em 1998, foi publicada numerosa literatura sobre uma variedade de modelos cirúrgicos de implantes e técnicas de imagiologia para avaliação pré-cirúrgica de locais de implantes dentários, mas a precisão nem sempre era fiável, a menos que fossem utilizadas técnicas de imagiologia tridimensional para desenvolver o modelo.

No final do século, outras tentativas para aumentar a precisão dos modelos incluíram o complemento das técnicas de imagiologia com um sistema mecânico simples para transferir uma posição de implante definida pré-operatoriamente para o local da cirurgia. No início do novo milénio, a literatura elogiava a forma como a cirurgia guiada por computador e os modelos cirúrgicos fresados por computador poderiam permitir uma colocação precisa dos implantes[3] . Os modelos radiográficos podiam ser convertidos mais facilmente em modelos cirúrgicos, utilizando a informação da análise do tomograma. A posição e a angulação do implante foram transferidas para um molde indexado e seccionado, e o realinhamento com a posição correcta permitiu a modificação para uma férula cirúrgica. Este fabrico de uma férula cirúrgica radiográfica de dupla finalidade é conseguido através da transferência de informações radiográficas para a férula cirúrgica.

Os aperfeiçoamentos das técnicas de gabarito cirúrgico incluem a utilização crescente da tomografia de feixe cónico em vez da TC, que é relativamente cara e produz muita radiação, permitindo a transferência do eixo do implante pré-operatório planeado em imagens tridimensionais para um gabarito cirúrgico. Além disso, uma vez que a colocação bem sucedida de implantes requer uma avaliação radiográfica pré-operatória da topografia da mandíbula e do maxilar, foram desenvolvidos materiais radiopacos inovadores como marcadores radiográficos, em vez de se utilizarem materiais tradicionais (como o sulfato de bário e a folha de chumbo). Por exemplo, o óleo de lipiodol etiodizado misturado com o monómero de resina acrílica autopolimerizável pode produzir um modelo acrílico que mostra o contorno da futura prótese, a angulação do futuro implante e a espessura dos tecidos moles[7] .

Por último, a introdução da prototipagem rápida assistida por computador melhorou as guias cirúrgicas em termos de precisão e estabilidade. Embora a colocação de implantes através do sistema de guias cirúrgicas estáticas seja significativamente mais precisa do que à mão livre, é possível obter uma maior precisão através do conceito sleeve in sleeve, no qual são colocadas várias mangas na guia para orientar corretamente as brocas dos implantes com diâmetros crescentes e também através da fixação da guia no rebordo alveolar ou na mucosa circundante para estabilização[18] . Em 2007, Nickenig e Eitner demonstraram que os planos virtuais baseados em exames de TCFC podiam ser reproduzidos durante a cirurgia de colocação de implantes e, por conseguinte, validaram a fiabilidade do método de cirurgia de implantes guiada por computador para uma colocação segura e previsível de implantes, permitindo uma utilização mais ampla da cirurgia sem retalho.

Mischkowski, Zinser (2006): compararam os modelos cirúrgicos fabricados por computador como método estático com a navegação guiada por imagens intra-operatória como método dinâmico para a transferência do planeamento pré-operatório tridimensional. Para o método estático, foram utilizados os sistemas Med3D, coDiagnostix/ gonyX e SimPlant. Para o método dinâmico, foram aplicados os sistemas RoboDent e Vetor Vision2. No total, foram colocados 746 implantes entre agosto de 1999 e dezembro de 2005 em 206 pacientes. A abordagem estática foi utilizada com maior frequência, representando 611 fixações em 168 pacientes. As taxas de insucesso nos primeiros 6 meses foram de 1,31% no grupo de inserção controlada estaticamente, em comparação com 2,96% no grupo de inserção controlada dinamicamente. Até à data, não foram observadas complicações relacionadas com uma posição incorrecta dos implantes em nenhum dos grupos. Todos os métodos assistidos por computador incluídos neste estudo foram aplicados com sucesso num contexto clínico após um determinado período de arranque. As indicações para a aplicação de métodos assistidos por computador em implantologia são atualmente dadas em situações anatómicas difíceis. Devido ao manuseamento descomplicado e à baixa necessidade de recursos, a técnica de modelo estático pode ser recomendada como o método de escolha para a maioria dos casos que se enquadram nesta categoria.[32]

Ruppin J, Popovie A, Strauss M, Spüntrup E, Steiner A, Stoll C. (2008): avaliou a exatidão total da aplicação de três sistemas CAS diferentes (Artma virtual patient, RoboDent LapAccedo, Materialise

SurgiGuide): dois com rastreio ótico e um com talas estéreo fabricadas litograficamente. Foi colocado um total de 120 implantes em 20 mandíbulas de cadáveres humanos. As tomografias computorizadas (TC) pré-operatórias importadas para o software correspondente foram utilizadas para planear as posições dos implantes no computador. A colocação do implante foi efectuada utilizando um rastreio ótico ou talas estereolitográficas. As tomografias pós-operatórias foram utilizadas para obter as posições de implante alcançadas. Foi desenvolvida uma abordagem semi-automática para comparar as posições planeadas e conseguidas dos implantes. Os desvios entre as posições planeadas e conseguidas foram medidos para cada implante em posição (Delta xy), profundidade (Delta z) e eixo (Delta phi). Apesar das diferentes técnicas de transferência, não foram encontradas diferenças estatisticamente significativas entre todos os grupos. A precisão alcançada correspondeu bem à resolução espacial dos exames de TC utilizados.[31]

David S, Pascal M, Marcel Z, Ronald EJ (2009): O objetivo desta revisão sistemática foi examinar a literatura dentária relativa à precisão e à aplicação clínica da implantologia guiada por computador e baseada em modelos. Foi efectuada uma pesquisa eletrónica da literatura para recolher dados sobre a precisão, bem como sobre complicações cirúrgicas, biológicas e protéticas associadas ao tratamento com implantes guiado por computador. O desvio médio foi de 1,07 mm no ponto de entrada (intervalo de confiança de 95%, IC: 0,76-1,22 mm) e 1,63 mm no ápice (intervalo de confiança de 95%, IC: 1,26-2 mm). Não foram observadas diferenças significativas entre os estudos em termos de métodos de produção de molde ou suporte e estabilização do molde. Ocorreram complicações cirúrgicas precoces em 9,1%, complicações protéticas precoces em 18,8% e complicações protéticas tardias em 12% dos casos. Foram registadas taxas de sobrevivência de implantes de 91-100% após um período de observação de 12-60 meses em seis estudos clínicos com 537 implantes restaurados principalmente imediatamente após procedimentos de implantação sem retalho. A colocação de implantes com base em modelos guiados por computador apresentou elevadas taxas de sobrevivência de implantes, variando entre 91% e 100%. No entanto, foi observado um número considerável de complicações perioperatórias relacionadas com a técnica. Os estudos pré-clínicos e clínicos indicaram uma precisão média razoável com desvios máximos relativamente elevados. A investigação futura deve ser direccionada para aumentar o número de estudos clínicos com períodos de observação mais longos e para melhorar os sistemas em termos de manuseamento perioperatório, precisão e complicações protéticas.[28]

Chanscop P, Ariel J. R, Jacob R, Charles S e Robert M L (2009): mediram e compararam a exatidão da colocação posterior de implantes utilizando 3 guias cirúrgicas de precisão com alturas de ocluso-gengiva variáveis. Também foi avaliada a diferença na precisão da colocação de implantes através de guias de precisão em comparação com a colocação à mão livre. Foram fabricados três grupos de guias cirúrgicas com alturas oclusogengivais de 4, 6 e 8 mm, respetivamente. Foi fabricado um gabarito para permitir um posicionamento preciso em blocos de substitutos ósseos. Foram colocados 90 implantes no local do primeiro molar inferior no modelo de estudo. Foram colocados 30 implantes (Astra Tech AB) para cada grupo, 15 através da guia e 15 à mão livre. As distâncias entre um implante de referência e cada implante colocado foram medidas ao nível do implante e do pilar, utilizando uma máquina de medição por coordenadas. A posição do ápice e a discrepância angular foram calculadas. A altura da guia não afectou significativamente a precisão da posição do implante. A distância entre o ponto de referência e o ponto de medição foi significativamente menor para a colocação através da guia, em comparação com a colocação à mão livre, tanto ao nível do implante (P<.001) como do pilar (P<.001). A discrepância angular também foi significativamente menor para a colocação através da guia (P<.001). Concluiu-se que as guias cirúrgicas de precisão com 4 mm de altura oclusogengival permitem uma colocação tão exacta como as guias de precisão com 8 mm de altura. A colocação através da guia reproduziu a posição alvo com mais precisão do que a inserção à mão livre.[29]

Sarah KT, Ilser T (2012): comparou a exatidão da colocação de implantes utilizando diferentes tipos de guias cirúrgicas: suporte ósseo, suporte dentário e suporte mucoso. Trinta mandíbulas de resina acrílica foram fabricadas com litografia estéreo (SLA) com base nos dados da tomografia computorizada de feixe cónico (CBCT) de um paciente edêntulo. Dez das mandíbulas foram modificadas digitalmente antes do fabrico com a adição de 4 dentes, e 10 das mandíbulas foram modificadas após o fabrico com resina acrílica macia para simular a mucosa. Cada mandíbula de resina acrílica tinha 5 implantes planeados virtualmente num programa de software 3D. Foi planeado e colocado um total de 150 implantes utilizando guias SLA.

As tomografias CBCT pré-cirúrgicas e pós-cirúrgicas foram sobrepostas para comparar a colocação virtual do implante com a colocação real do implante. Os resultados deste estudo mostraram que as guias cirúrgicas litográficas estéreo podem ser fiáveis na colocação de implantes e que:

-Não houve diferença estatisticamente significativa entre os 3 tipos de guias quando se comparou o desvio angular.

- Os guias suportados pela mucosa foram menos precisos do que os guias suportados pelo dente e pelo osso no que respeita ao desvio linear no colo e no ápex do implante.[27]

Cassette M, Giansanti M, Di Mambro A, Stefanelli LV, (2014): Avaliaram a precisão de implantes inseridos utilizando uma guia cirúrgica estereolitográfica com suporte de mucosa. Também avaliaram a influência da gestão cirúrgica da guia (fixa ou não fixa), da arcada (maxila ou mandíbula) e do hábito de fumar (mucosa normal ou hiperplásica) na precisão da colocação do implante. Em indivíduos completamente edêntulos, foi realizada uma tomografia computorizada (TC) pré-operatória e as imagens foram utilizadas para planear as posições dos implantes. Após a colocação dos implantes, a TC foi realizada novamente e as imagens pré e pós-operatórias foram comparadas. Com software informático, os contornos da mandíbula das duas tomografias foram comparados e os desvios entre as posições planeadas e reais dos implantes foram avaliados. Os desvios entre as posições planeadas e reais foram observados nas dimensões coronal global (média ± DP: 1,68 ± 0,6 mm), apical global (2,19 ± 0,83 mm) e angular (4,67 ± 2,68 graus). A fixação das guias cirúrgicas (fixas: 4,09 graus; não fixas: 5,62 graus) e a utilização da guia na maxila (4,36 graus; mandíbula: 5,46 graus) resultaram num desvio angular estatisticamente significativo (ou seja, melhor precisão). A maior superfície de suporte da maxila e a fixação da guia cirúrgica melhoraram a precisão das guias.

A espessura reduzida da mucosa nos não fumadores diminuiu o desvio global coronal e global apical.[23]

Kang SH, Lee JW, Lim SH, Kim Yakima MK, (2014): examinou a utilidade de um método de navegação que utiliza uma estrutura de referência diretamente fixada à mandíbula em comparação com o método de modelo de guia cirúrgico estereolitográfico (STL) na cirurgia de implantes dentários. Vinte modelos mandibulares de prototipagem rápida (RP) foram divididos em dois grupos. A cirurgia de simulação foi efectuada utilizando o software SimPlant para ambos os grupos. Os implantes dentários reais foram colocados nos modelos RP utilizando um sistema de navegação em tempo real e utilizando o modelo de guia cirúrgico, que foi fabricado com base em dados STL por uma impressora tridimensional. Os erros no posicionamento dos implantes foram medidos através da comparação das posições dos implantes da cirurgia de simulação com as posições reais dos implantes no pós-operatório. O método de implantação utilizando a navegação em tempo real mostrou erros maiores, exceto para os erros horizontais e verticais na área apical da região do canino.[24]

Cassetta M, Di Mambro A, Giansanti M, Stefaneli LV, Barbato E

(2014): realizou o estudo para medir o desvio entre os implantes planeados e inseridos devido ao erro de posicionamento da guia. Foi também avaliada a influência do tipo de arco (maxilar superior vs maxilar inferior) e da espessura da mucosa no posicionamento da guia. Vinte e quatro indivíduos foram tratados e 172 implantes foram inseridos. As imagens de tomografia computorizada pré e pós-operatórias foram comparadas utilizando o software Mimics para determinar o erro total e o erro de posicionamento da guia.[25]

Jee H L (2014) avaliou a precisão e os factores causais da cirurgia de implantes assistida por computador para validar a aplicação clínica estável desta técnica. Um total de 102 implantes em 48 pacientes foram incluídos neste estudo. A cirurgia de implantes foi efectuada com um modelo litográfico estéreo. Foram utilizadas TCs pré e pós-operatórias para comparar os implantes planeados e colocados. A precisão e os factores relacionados foram analisados estatisticamente. Os erros médios da cirurgia de implantes assistida por computador foram de 1,09 mm no centro coronal, 1,56 mm no centro apical e o desvio do eixo foi de 3,80°. Verificou-se que os erros coronais e apicais dos implantes estavam fortemente correlacionados. Os erros desenvolvidos no centro coronal foram ampliados no centro apical pelo comprimento do dispositivo de fixação. O caso de uma área edêntula anterior e de fixações mais longas afectou a precisão da férula do implante. O controlo dos erros no centro coronal e a estabilização da parte anterior da férula são necessários para uma cirurgia de implantes segura e para o futuro tratamento protético.[26]

Vasak C, Kohal RJ, Lettner S, Rohner D, Zechner W 2014: realizou

um estudo para avaliar a utilização clínica do conceito NobelGuide ([TM])
durante um período de acompanhamento de 12 meses relativamente ao
sucesso do implante, taxas de sobrevivência, desenvolvimento da
condição dos tecidos moles e registo de potenciais complicações
cirúrgicas e protéticas. Além disso, foi efectuada uma avaliação
radiológica dos níveis ósseos perimplantares no seguimento de um ano
após a colocação do implante. Todos os 30 pacientes com 161 implantes
completaram o acompanhamento de 1 ano, resultando numa taxa de
sobrevivência cumulativa de 98,8% (duas perdas de implantes). Os
parâmetros clínicos melhoraram na maioria dos implantes. O nível
médio de osso marginal na inserção do implante e no seguimento de um
ano foi registado com 0,17 mm (DP 1,24; n = 125) e 1,39 mm (DP 1,27;
n = 110), respetivamente. A alteração média do nível ósseo desde a
inserção do implante até 1 ano foi de 1,44 mm (DP 1,35; n = 98). O
acompanhamento de um ano mostrou uma taxa de sobrevivência
cumulativa e uma taxa de sucesso de 98,8% e 96,3%, respetivamente.
A carga imediata ou retardada de implantes utilizando uma abordagem
cirúrgica guiada sem retalho (Nobel Guide™) parece ser um conceito
viável que demonstra bons resultados clínicos e radiográficos ao fim de
um ano.[30]

Geng W, Liu C, Su Y, Li J, Zhou Y (2015): Avaliou os resultados
clínicos e a precisão dos implantes colocados utilizando diferentes tipos
de guias cirúrgicas de desenho assistido por computador/fabricação
assistida por computador (CAD/CAM), incluindo modelos
parcialmente guiados e totalmente guiados. Um total de 111 implantes
foram colocados em 24 pacientes utilizando guias cirúrgicas

CAD/CAM. Após a inserção dos implantes, as posições e angulações dos implantes colocados em relação aos planeados foram determinadas utilizando um software especial que combinava imagens de tomografia computorizada (TC) pré e pós-operatórias, e os desvios foram calculados e comparados entre os diferentes guias e modelos. Os desvios angulares médios para os guias STL suportados por dentes e mucosa foram de 1,72 ± 1,67 e 2,71 ± 2,58. Concluíram que os guias cirúrgicos suportados por dentes podem ser mais precisos do que os guias suportados pela mucosa, enquanto os modelos parcial e totalmente guiados podem simplificar a cirurgia e ajudar a otimizar a colocação do implante.[21]

Reyes A, Turkyilmaz I, Prihoda TJ (2015): investigaram o ajuste interno de guias cirúrgicas de implantes dentários em rebordos dentados e edêntulos utilizando guias cirúrgicas de implantes fabricadas a partir de técnicas convencionais e de desenho assistido por computador/fabricação assistida por computador (CAD/CAM). Oitenta guias cirúrgicas foram fabricadas a partir de técnicas convencionais e CAD/CAM; metade foram concebidas a partir de modelos de Classe 2 de Kennedy (K2) e metade a partir de modelos de Classe 3 de Kennedy (K3). As guias cirúrgicas convencionais foram fabricadas em resina acrílica. As guias cirúrgicas foram digitalizadas utilizando uma tomografia computorizada de feixe cónico (CBCT) ou uma digitalização ótica (OS). As guias foram impressas com estereolitografia (SL) ou impressão digital tridimensional (3DP). Todas as guias cirúrgicas foram cimentadas nos respectivos moldes de design, seccionadas e medidas em locais padronizados. A guia OS/3DP

CAD/CAM foi a que melhor se ajustou ao grupo de gesso K2, e a guia convencional foi a que melhor se ajustou ao grupo K3. Concluiu-se que os guias cirúrgicos fabricados convencionalmente e OS têm maior precisão de ajuste do que os guias cirúrgicos digitalizados por CBCT.[22]

Widmann G, Fischer B, Berggren JP, Dennhardt A (2016): avaliou a influência da modalidade de imagem (Tomografia Computorizada de Feixe Cónico vs Tomografia Computorizada Multislice) na precisão das guias estereolitográficas. Foram colocados 240 implantes em 30 modelos de polímero utilizando guias cirúrgicas fabricadas com CBCT ou MSCT, seguidas de digitalização ótica de moldes dentários e enceramento de diagnóstico As guias cirúrgicas fundidas com imagens de CBCT apresentaram um erro total estatisticamente mais elevado, com uma média (# DP) de 0,36 ± 0,13 mm, em comparação com a guia cirúrgica com imagens de MSCT, com um erro médio de 0,27 ± 0,13 mm. Concluiu-se que a utilização da CBCT para guias estereolitográficas com fusão de imagens pode proporcionar uma precisão inferior à da MSCT.[19]

Liu YF, Wu JL, Zhang JX, Peng W, Liao WQ (2016): investigou a distribuição da temperatura no local de perfuração aquando da preparação para a colocação de implantes dentários utilizando uma guia cirúrgica. Foi criado um modelo de simulação térmica com um método de elementos finitos (MEF) e a alteração da temperatura de todo o campo cirúrgico foi calculada com base nos resultados da simulação numérica. Consequentemente, foi determinado o ponto que registava a temperatura mais elevada no interior do osso. A partir das medições experimentais, o incremento de temperatura mais elevado foi localizado a uma profundidade de 6 mm sem irrigação e a 8 mm com arrefecimento, em vez de no ponto mais profundo do local do implante perfurado. Uma vez que a guia cirúrgica impede a entrada da água de refrigeração no local de perfuração, o maior incremento de temperatura utilizando a irrigação convencional com a guia cirúrgica foi 1,95 vezes superior ao registado quando se utilizou uma guia cirúrgica constituída por canais de refrigeração e 3,6 vezes superior ao registado quando se utilizou uma broca com um orifício de refrigeração interno. Durante a perfuração do local de colocação do implante com irrigação convencional, a temperatura mais elevada (45,6°C) foi próxima do ponto crítico em que ocorre a necrose óssea. Com base na análise teórica, experimentação e simulação FEM, foi determinada a distribuição da temperatura da área de perfuração na colocação de implantes dentários sob guia cirúrgica. Para o funcionamento clínico, devem ser utilizados métodos de arrefecimento melhorados, como a utilização de uma broca com um canal de arrefecimento interno, e a broca deve ser retirada regularmente durante a perfuração.[20]

OBJECTIVO DO MODELO CIRÚRGICO

O principal objetivo da férula cirúrgica é colocar os implantes com precisão na posição ideal, conforme ditado pela função e estética da restauração definitiva.

OBJECTIVOS DOS GUIAS CIRÚRGICOS:

Estabilidade e rigidez: A férula deve ser estável e rígida quando estiver na posição correcta. Se a arcada tratada tiver dentes remanescentes, a férula deve encaixar à volta de dentes suficientes para a estabilizar na posição. Se não existirem dentes remanescentes, a férula deve estender-se sobre regiões de tecido mole não refletido, ou seja, o palato e as tuberosidades na maxila ou as almofadas retromolares na mandíbula). Desta forma, a férula pode ser utilizada depois de os tecidos moles terem sido reflectidos a partir do local do implante.

Angulação: As angulações ideais para a inserção do implante devem ser determinadas no wax-up de diagnóstico, e o modelo deve relacionar esta posição durante a cirurgia. Isto requer pelo menos dois pontos de referência para cada implante. Para o efeito, a guia cirúrgica deve ser elevada acima do osso edêntulo. A distância entre dois pontos situados respetivamente na superfície oclusal (fossa central ou bordo incisal) da coroa do pilar planeado e a crista do rebordo representa cerca de 8 mm. Como resultado, estes dois pontos de referência podem ser unidos por uma linha que representa o trajeto de inserção ideal do implante. A angulação ideal é perpendicular ao plano oclusal e paralela ao pilar mais anterior (natural ou implante) ligado ao implante.[8,9,10]

Requisitos das guias cirúrgicas

1. Outros requisitos ideais para a férula cirúrgica incluem o tamanho, a assepsia cirúrgica, a transparência e a capacidade de rever a férula conforme indicado. A férula não deve ser volumosa e difícil de inserir ou ocultar os pontos de referência cirúrgicos circundantes. A férula cirúrgica não deve contaminar o campo cirúrgico durante os enxertos ósseos ou a colocação de implantes. Deve ser transparente. Desta forma, a crista óssea e as brocas podem ser observadas mais facilmente quando a férula está colocada.

2. Muitas cristas edêntulas perderam osso facial, e a férula pode determinar a quantidade de aumento necessária para a colocação de implantes ou suporte dos lábios e da face. A férula cirúrgica pode ser utilizada em conjunto com um enxerto ósseo e, mais tarde, a mesma férula pode ser utilizada para a inserção de implantes e, novamente, para a cobertura de implantes. Uma férula de estudo permite a reesterilização e a utilização para vários procedimentos.

CLASSIFICAÇÃO DOS MODELOS

A implantologia dentária é uma modalidade de tratamento complexa e envolve muitos especialistas e um planeamento cuidadoso do tratamento. A utilização de modelos, que descrevem a restauração planeada em relação à situação anatómica, permite ao clínico planear e comunicar eficazmente as necessidades de tratamento do paciente a todas as partes envolvidas no processo. A utilização do mesmo modelo, que é um duplicado da restauração provisória, ao longo de todo o processo de diagnóstico reduz ao mínimo os erros de transferência durante os procedimentos de aumento e colocação de implantes e permite uma abordagem passo a passo previsível à implantologia dentária. [1,2]

Atualmente, existe muita confusão no que diz respeito à terminologia para descrever um modelo, no entanto, dependendo da sua utilização, podem ser classificados como

- Modelo de diagnóstico/radiografia
- Modelo cirúrgico.
- Combinação
- Gabarito cirúrgico estereotáxico CAD-CAM

MODELO DE DIAGNÓSTICO

O objetivo dos modelos radiográficos de diagnóstico é incorporar o plano de tratamento proposto pelo paciente no exame radiográfico. Idealmente, os moldes de diagnóstico montados, um enceramento de diagnóstico, um acordo entre os médicos sobre o número e a localização dos implantes dentários propostos e a autorização prévia do tratamento proposto por parte do paciente tornam a matriz de diagnóstico uma ferramenta muito útil e, muitas vezes, o fator determinante no plano de tratamento final do paciente.

• O procedimento de imagiologia pré-protética permite a avaliação do local proposto para o implante na posição e orientação ideais identificadas por marcadores radiográficos incorporados no modelo.

• Uma previsão exacta do osso de suporte relacionado com os locais propostos para os implantes evita complicações que ocorrem devido à falta de osso disponível, o que leva a erros de posicionamento tão mínimos como 2 mm ou a angulações de apenas 10 graus que podem inutilizar a fixação do implante.

<u>MODELOS RADIOGRÁFICOS</u>

A férula radiográfica é fabricada com resina acrílica, que normalmente é radiolúcida: por conseguinte, esta férula requer um marcador radio-opaco, tornando a férula ou uma parte da férula visível durante a obtenção de imagens radiográficas.

Estes marcadores radio-opacos são:

• Guta-percha

• Esferas metálicas

• Sulfato de bário

• Tubos de aço inoxidável

• Pó de giz de cor

• Folha de chumbo

- Material compósito

- Dentes opacos por rádio

MODELO CIRÚRGICO

Base de resina fina, transparente, moldada para duplicar a superfície do tecido da prótese dentária e utilizada como guia para a moldagem cirúrgica do processo alveolar, como guia para ajudar na colocação cirúrgica e angulação correctas dos implantes dentários. Na literatura, foram sugeridas diferentes formas de categorizar os gabaritos cirúrgicos, tendo sido descritas abaixo algumas das mais importantes.

Dependendo de:

A. Restrição cirúrgica

B. Área de atuação

C. Tipo de apoio

D. Com base na utilidade

E. Método de fabrico

A.) Com base na quantidade da restrição cirúrgica oferecida pelos modelos de guias cirúrgicos de Stumpel.

i. Conceção não limitativa:

Fornece apenas uma indicação ao cirurgião sobre a posição da prótese proposta em relação ao local do implante selecionado. Este desenho indica a localização ideal dos implantes sem qualquer ênfase na angulação da broca, permitindo assim demasiada flexibilidade no posicionamento final do implante. Foi observado que a utilização destas guias pode resultar numa colocação inaceitável do orifício de acesso e/ou em angulações inaceitáveis do implante. Assim, estes modelos podem servir como indicadores de imagem durante a fase cirúrgica da colocação do implante.

ii: <u>Conceção parcialmente limitativa:</u>

Nestas concepções, a primeira broca utilizada para a osteotomia é direccionada utilizando a guia cirúrgica e o resto da osteotomia e colocação do implante é então terminada à mão livre pelo cirurgião. As técnicas baseadas neste conceito de design envolvem o fabrico de um modelo radiográfico, que é depois convertido num modelo de guia cirúrgico após a avaliação radiográfica, este design não conseguiu restringir completamente a angulação das brocas cirúrgicas.

iii. <u>Conceção completamente limitadora</u>

O design completamente limitador restringe todos os instrumentos utilizados para a osteotomia num plano bucolingual e mesiodistal. Além disso, a adição de batentes de broca limita a profundidade da preparação e, consequentemente, o posicionamento da mesa protética do implante. À medida que as guias cirúrgicas se tornam mais restritivas, a tomada de decisões e a subsequente execução cirúrgica são menos efectuadas no intra-operatório. Esta técnica está a tornar-se popular porque o pilar protético final ou a restauração provisória podem ser pré-fabricados para provisionalização imediata após a colocação do implante.[3]

B) . Com base na área de atuação:

• Guias para sítios parcialmente desdentados (suportados por dentes ou suportados por osso, dependendo da quantidade de espaço desdentado)

e

• Guias para sítios completamente desdentados (suportados por mucosa ou osso).

C) . Com base no suporte

Guias suportadas por dentes: Devem estar presentes, no mínimo, três dentes estáveis para suportar a guia durante a cirurgia.

Guias suportadas pela mucosa: É utilizada em locais totalmente edêntulos. A vantagem é que é necessária menos ou nenhuma reflexão dos tecidos, pelo que o desconforto pós-operatório é menor. Necessitará de uma prótese de digitalização e de guias cirúrgicos durante a cirurgia.

Guias com suporte ósseo: São utilizadas em locais parcialmente edêntulos e em locais completamente edêntulos. Quando utilizadas em locais parcialmente desdentados, deve possuir pelo menos 3 cm de osso de suporte ou 3 dentes terão de ser substituídos. Os guias ósseos são particularmente úteis em zonas desdentadas com osso fino. Um retalho levantado deve oferecer uma visão clara dos locais dos implantes e facilitar a inserção das guias.

D) . Com base na utilidade

Guias piloto: Os casquilhos só permitem perfurações piloto. O controlo da angulação é conseguido. O controlo da profundidade deve ser obtido manualmente, avaliando as marcações nas brocas. Posteriormente, a guia cirúrgica é removida e o local da osteotomia é expandido na ausência da guia cirúrgica.

Guias de perfuração completas: Utiliza chaves de broca ou mangas.

São utilizados diferentes casquilhos para diferentes diâmetros de broca, que são alterados sequencialmente à medida que a osteotomia é alargada. O guia controla a angulação e o tamanho da osteotomia, enquanto a profundidade é controlada manualmente.

Guias seguras/guias fáceis: Utiliza uma chave de broca ou mangas como acima, com um batente de implante adicional que controla a profundidade da perfuração. Permite a preparação de osteotomias com brocas cirúrgicas e a instalação de implantes[33] .

E) . Método de fabrico

- Guia radiográfica convencional

- Guias baseados em CAD - CAM

- Guias combinadas: as guias radiográficas construídas são modificadas para funcionarem como guias cirúrgicas.[1,2]

<u>GUIAS CAD-CAM:</u>

Uma guia cirúrgica é essencialmente uma ferramenta de transferência. O seu objetivo é transferir o diagnóstico e o planeamento das facetas cirúrgicas e protéticas do tratamento da fase de planeamento para o paciente durante a cirurgia. As guias cirúrgicas CAD/CAM utilizam dados de tomografia computorizada (TC) para planear a reabilitação de implantes. As imagens de TC são convertidas em dados que são reconhecidos por um software de planeamento e imagens de TC. Este software transfere então este plano pré-cirúrgico para o local da cirurgia utilizando guias de perfuração estereolitográficas. Sendo uma ferramenta de transferência muito precisa, as guias cirúrgicas CAD/CAM exigem um planeamento muito preciso. A base da sua conceção começa com um desenho protético bem concebido, tendo em conta as necessidades do paciente, a estética desejada e os resultados funcionais. As posições e a distribuição ideais dos implantes devem ser planeadas com base no planeamento protético, em factores biomecânicos e na densidade óssea disponível. A guia cirúrgica permite ao médico executar a cirurgia com a máxima precisão, transferindo com exatidão o desenho cuidadosamente concebido a partir da fase de planeamento. Todo este processo depende da aquisição de um conjunto de dados específico, que fornece a informação de diagnóstico necessária para esse planeamento. Foram desenvolvidas várias técnicas, software e procedimentos para realizar este processo. No entanto, independentemente do software ou método específico utilizado, certos elementos-chave de informação são essenciais para produzir um guia cirúrgico CAD/CAM. Estes elementos podem ser categorizados em três grupos.

Em primeiro lugar, existem os dados radiológicos, que são obtidos a partir de uma tomografia computorizada de feixe cónico, e, em seguida, existe o conjunto de dados da superfície intra-oral, que pode ser fornecido através de impressões ou de tecnologias de digitalização intra-oral. O planeamento pelo médico irá gerar um terceiro conjunto de dados que contém as posições dos implantes. A combinação dos conjuntos de dados radiológicos, da superfície intra-oral e das posições dos implantes através de software fornecerá as informações necessárias para o fabrico da guia cirúrgica. O procedimento de fabrico de guias cirúrgicas baseadas em CAD/CAM pode ser dividido nas seguintes etapas:

- Fabrico do modelo radiográfico,
- Os exames de tomografia computorizada.
- Planeamento de implantes utilizando software interativo de planeamento cirúrgico de implantes, e
- Fabrico da guia de broca estereolitográfica.

A férula radiográfica deve ser uma réplica exacta do resultado protético final pretendido, uma vez que permite ao médico visualizar a localização dos implantes planeados de um ponto de vista estético e biomecânico. Segue-se o fabrico de um índice interoclusal, para permitir a colocação reprodutível do modelo de digitalização intra-oralmente. Segue-se um procedimento de digitalização dupla. O doente é examinado com o gabarito radiográfico e o índice radiográfico (índice interoclusal) durante o primeiro exame, enquanto o segundo exame é efectuado sem o índice. O primeiro exame é utilizado para visualizar a arquitetura óssea e a anatomia do local de interesse e um segundo exame é realizado para visualizar a guia radiográfica não radiopaca. Os dois conjuntos de dados de TC 2D resultantes (ficheiros DICOM [Digital Imaging and Communication in Medicine]) são depois sobrepostos um ao outro de acordo com os marcadores radiográficos e convertidos num formato de ficheiro compatível com o programa de planeamento 3D. O resultado desta fusão é uma representação exacta da estrutura óssea do paciente e da prótese digitalizada no espaço 3D. Nesta altura, o procedimento cirúrgico virtual pode ser realizado. Um software de planeamento de implantes 3D permite a observação simultânea das arcadas e do modelo de digitalização radiográfica em 3 planos espaciais e ajuda a planear virtualmente a localização, o ângulo, a profundidade e o diâmetro dos implantes virtuais. Produz uma imagem axial, uma imagem panorâmica e uma série de imagens de secções transversais no ecrã ao mesmo tempo. Estão disponíveis comercialmente vários produtos de software de planeamento de implantes, nomeadamente, SimPlant, SurgiCase (Materialise Dental Inc, Leuven, Bélgica), Procera (Nobel Biocare, Gotenborg, Suécia), Implant Master (I-Dent Imaging Ltd, Hod Hasharon, Israel), CoDiagnostix (IVS Solutions AG, Chemnitz, Alemanha) e Easy Guide (Keystone Dental, Burlington, MA). Uma vez concluído o planeamento informático, este plano é guardado como um ficheiro " sim" e enviado para o centro de processamento para o fabrico da guia cirúrgica, utilizando a estereolitografia. A estereolitografia34 é um processo de polimerização de prototipagem rápida, dependente de laser e guiado por computador, que pode duplicar a forma exacta dos pontos anatómicos esqueléticos do paciente numa camada sequencial de um polímero especial para produzir um modelo especial de resina transparente em 3D, que se adapta intimamente à superfície do tecido duro e/ou mole. Uma vez endurecido, o protótipo polimérico contém espaços para tubos de aço inoxidável ou titânio que guiam a broca. Estes tubos guiam com precisão as brocas de osteotomia, evitando a necessidade de brocas piloto.

VANTAGENS E DESVANTAGENS:

As guias cirúrgicas apresentam várias vantagens

• Diminui os erros manuais associados à colocação de implantes à mão livre

• Procedimento minimamente invasivo, uma vez que as guias cirúrgicas permitem uma intervenção mínima, os problemas cirúrgicos pós-operatórios são minimizados, proporcionando benefícios psicológicos tanto para o doente como para o médico.

• **Precisão:** Os implantes são componentes orientados para a prótese; qualquer desvio pode levar a resultados abruptos no funcionamento. Com as guias cirúrgicas, a colocação de implantes tornou-se mais precisa.

• **Segurança:** É o fator mais importante quando se colocam implantes em áreas críticas da boca. Mesmo o mais pequeno erro pode levar a complicações graves. Com as guias, estes desvios podem ser evitados. Os danos nas estruturas vitais são facilmente evitados.

• **Previsibilidade:** Não é possível manter a atenção durante todo o procedimento. Mesmo mãos experientes estão associadas a uma diminuição da qualidade em comparação com a técnica de implantação guiada.

• **Estética:** Verifica-se que a utilização de guias cirúrgicas para transferir o planeamento do software para a colocação real tem mostrado bons resultados cosméticos.

• Higiene A manutenção de uma saúde oral adequada é assegurada pela colocação correcta dos implantes. Para uma melhor sobrevivência, as próteses suportadas por implantes devem ser colocadas em posições previamente planeadas. Os guias podem ajudar a colocar os implantes com qualidade. Redução do tempo de cirurgia de implantes.

• **Facilidade de fabrico:** A maioria dos implantes tem software incorporado, o que permite fazer compras e encomendas online com um único botão Estão disponíveis guias cirúrgicas especiais, como guias de redução óssea, que permitem a colheita de enxertos:

• A própria guia pode funcionar como uma prótese provisória para casos totalmente desdentados

• Maior visibilidade do local da cirurgia e acesso fácil para a exposição do retalho.

• Resultados exactos para principiantes.

• Antecipe os custos e reduza as despesas devido a tempos de cirurgia de implante mais curtos e à ausência de falhas.[1,3]

DESVANTAGENS

• Uma vez fabricadas, as guias não permitem qualquer alteração ou modificação da posição pré-determinada, caso seja necessário na altura da cirurgia.

• Quaisquer alterações nos tecidos (por exemplo, inchaço, perda de dentes do pilar) entre o momento da encomenda e a instalação do implante podem alterar o ajuste da prótese e, em última análise, o funcionamento da prótese do implante.

• Alojamento de brocas em stents.

• A deslocação da guia também ocorre quando a perfuração se destina a penetrar em osso duro. produzindo forças de torção nas mangas, levantando assim a guia.

• Custo de arranque associado à aquisição de software.

• A deslocação da guia pode ocorrer durante a cirurgia se a guia não estiver estabilizada:

Uma área problemática para a utilização de férulas cirúrgicas envolve a estabilidade da férula durante a cirurgia, particularmente em áreas críticas de função e estética. Por exemplo, foi desenvolvida uma férula cirúrgica fixa utilizando microimplantes para facilitar a criação de próteses completas suportadas por implantes no maxilar.[34] As férulas cirúrgicas dentárias também podem ser estabilizadas através da utilização de implantes palatinos[35] para estabelecer uma ancoragem fixa. Tal como acontece com a colocação de implantes que eventualmente receberão restaurações, a utilização de uma férula cirúrgica tridimensional estabilizada por implantes palatinos pode ajudar a eliminar a colocação incorrecta de implantes, reduzir o tempo de cadeira e minimizar o trauma nos tecidos, ao mesmo tempo que melhora a osteointegração. Com mais uma técnica de estabilização, as guias cirúrgicas para

Os pacientes edêntulos podem ser estabilizados para assegurar a colocação exacta dos implantes e resultados estéticos previsíveis através da utilização de implantes de transição,[36] que podem orientar a colocação de implantes definitivos. A utilização de implantes de transição para estabilização tem sido descrita como uma técnica simples, não invasiva e económica para a estabilização da férula cirúrgica, uma vez que os implantes de transição podem ser colocados no mesmo dia que os implantes definitivos. Durante estes procedimentos, os implantes de transição actuam, essencialmente, como parafusos de fixação cirúrgica para orientar uma férula cirúrgica de forma previsível durante a colocação dos implantes.

MATERIAIS E MÉTODOS

Uma guia cirúrgica é a união de dois componentes: os cilindros-guia e a superfície de contacto. Foram utilizados diferentes tipos de materiais para fabricar a superfície de contacto da guia cirúrgica do implante, tais como

Resina acrílica :

Polimerização automática

Polimerização ligeira

Polimerizado a quente

Resinas compostas :

Polimerizado leve

Para guias de impressão 3-D :

Fotopolímeros

Termoplásticos (FDM)

- Os fotopolímeros utilizados em processos de imagiologia 3D têm de ser concebidos para terem uma baixa retração de volume após a polimerização, de modo a evitar a distorção do objeto sólido.
- Os monómeros comuns utilizados para a imagiologia 3D incluem acrilatos e metacrilatos multifuncionais combinados com um componente não polimérico para reduzir o encolhimento do volume.
- Uma mistura composta concorrente de resinas epóxidas com foto-iniciadores catiónicos está a ser cada vez mais utilizada, uma vez que o seu encolhimento de volume após a polimerização

de abertura do anel é significativamente inferior ao dos acrilatos e metacrilatos.

- Foram também utilizadas polimerizações catiónicas e radicais livres compostas por monómeros epóxidos e acrilatos, obtendo-se a elevada taxa de polimerização do monómero acrílico e melhores propriedades mecânicas da matriz epóxi.

- A superfície guia é maioritariamente fabricada em: aço inoxidável, metal fundido ou ligas de titânio.

Material	**Advantage**	**Disadvantage**
1. Clear vaccuform stent	Simple and quick to fabricate	Too much flexibility in positioning of implant and less accurate
2. Self-cure acrylic stent with lead strips.	Simple to fabricate	Only an imaging stent (diagnostic) and not a surgical stent.
3. Self-cure acrylic with metal sleeves and disks.	Most accurate	Expensive, metal tubes and disks do not provide any flexibility during placement procedures (allows only single size of drill to pass through
4. Self-cure acrylic with channel filled with gutta percha	Acceptable accuracy, easy to fabricate and inexpensive	Not as accurate as metal sleeves and disks

A férula **radiográfica** é fabricada com resina acrílica, que normalmente é radiolúcida, pelo que esta férula requer um marcador radio-opaco, tornando a férula ou uma parte da férula visível durante a obtenção de imagens radiográficas 6[15, 1, 17].

Estes marcadores radio-opacos são:

- Guta-percha

- Esferas metálicas

- Sulfato de bário

- Tubos de aço inoxidável

- pó de giz de cor

- Folha de chumbo

- Material compósito

- Dentes opacos por rádio

Guta percha

Vantagens

- Termoplasticidade

- Fácil de compactar no canal de perfuração.

- Não produz artefactos como os marcadores de metal e

- Pode ser facilmente removido durante a conversão do stent de diagnóstico para utilização cirúrgica.

Esferas metálicas

<u>Vantagens</u>

* Forma redonda,

* Processo de fabrico fácil, e

* Facilidade de medição da ampliação da imagem

Folha de chumbo

<u>Vantagem</u>

* Radiopacidade

<u>Desvantagens</u>

* A sua densidade produz um artefacto de endurecimento do feixe

e distorce o valor de diagnóstico dos filmes de TC.

Sulfato de bário

* Pó não tóxico, branco, insípido e inodoro

MÉTODOS DE FABRICO:

Para guias cirúrgicas convencionais e radiográficas:

1. <u>Engelmann M J Et Al (1988)</u>

- Descreve-se um método para o fabrico de um guia cirúrgico combinado para uma localização óptima do implante. O stent, formado por rolamentos metálicos embutidos, é usado pelo paciente durante o levantamento radiográfico tomográfico. O tomograma fornece uma imagem mais exacta da quantidade e qualidade das estruturas ósseas. O mesmo modelo pode ser utilizado como um stent cirúrgico para ajudar o cirurgião na colocação inicial da broca.[13]

Passos para o fabrico:

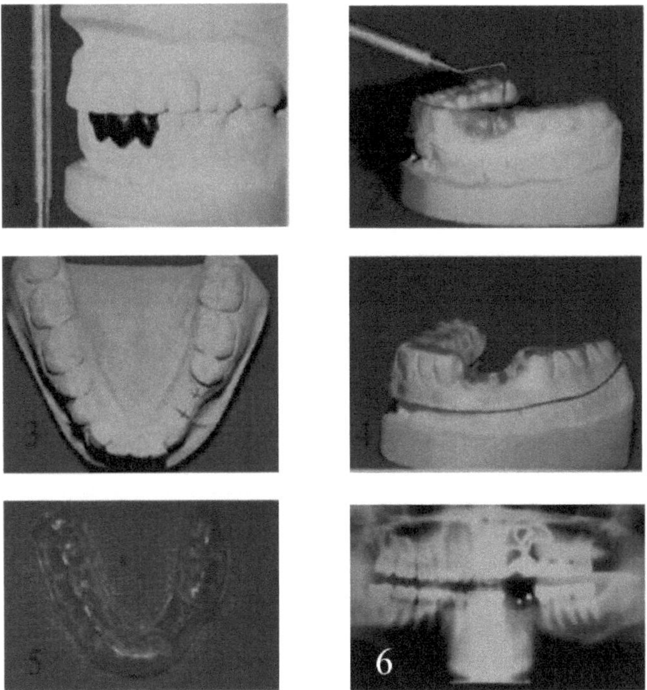

Fig. 1. Moldes de diagnóstico montados no articulador com enceramento de diagnóstico completo.

Fig. 2. Matriz de polipropileno feita de material de coping de 0,02 polegadas reposicionado no molde de diagnóstico.

Fig. 3. Posições protéticas ideais para implantes marcadas no molde de diagnóstico.

Fig.4. Stent radiográfico-cirúrgico feito de material de protetor bucal de 0,15 polegadas posicionado sobre molde de diagnóstico com rolamentos metálicos incorporados. (PC: JPD 1988).

Fig. 5. Stent com rolamentos metálicos de tamanhos variados no local de implante desejado.

Fig.6. Radiografia panorâmica do doente com o stent colocado.

2.   Christoph R J. Baden, John C. Kois (1996)

Descreveu uma abordagem passo-a-passo controlada para a utilização de modelos para a colocação de implantes dentários. A restauração provisória, o modelo para a restauração final, é duplicada e é fabricado um modelo radiográfico.

• Faça as impressões e moldes sem (molde 1) e com a restauração provisória (molde 2) colocada.

• Faça uma concha Omnivac sobre o molde com a restauração provisória.

• Pinte um substituto adequado de folha de Flandres no molde de pré-tratamento, sele o invólucro Omnivac no molde de pré-tratamento utilizando cera pegajosa.

• Faça uma mistura de resina radiopaca misturando uma parte de sulfato de bário com duas partes de pó de resina acrílica. Misture bem o pó e adicione o monómero de resina acrílica para tornar a mistura fluida.

• Faça uma pequena abertura no invólucro e encha-o com a mistura de resina radiopaca fluida. Injecte a resina com uma seringa descartável Monoject de 12 cc. (Quando a resina polimeriza, fornece um duplicado radiopaco da restauração provisória).

• Separe a restauração provisória radiopaca da concha e do molde.

• Corte e apare a restauração provisória opaca para preservar apenas o bloco de dentes.

• Separe os dentes de resina, apare-os para abrir os encaixes gengivais e faça o contorno necessário para que pareçam dentes individuais.

• Posicione o dente no molde de pré-tratamento (feito na etapa 2) e utilize uma pequena quantidade de cera adesiva para o manter no lugar.

• Encaixe os dentes de resina opaca posicionados sobre o molde com cera de beading e inclua vários dentes de pedra tanto anteriores como posteriores à porção edêntula do rebordo.

• Pinte o meio de separação substituto do papel de alumínio nos dentes de pedra adjacentes e no molde que irá entrar em contacto com a resina ortodôntica que será aplicada a seguir.

• Aplique a resina ortodôntica pelo método do sal e pimenta para criar uma cobertura de resina acrílica sobre os dentes adjacentes e para manter os dentes de resina opaca em posição.

• Após a polimerização da resina, remova o conjunto do molde, faça o acabamento e o polimento. Coloque a restauração na boca do paciente e faça uma TAC para mostrar a relação da topografia anatómica com a restauração planeada.

• A utilização do mesmo modelo, que é um duplicado da restauração provisória, pensou que todo o processo de diagnóstico reduz ao mínimo os erros de transferência durante os procedimentos de aumento e colocação de implantes e permite uma abordagem passo-a-passo previsível à implantologia dentária.[37]

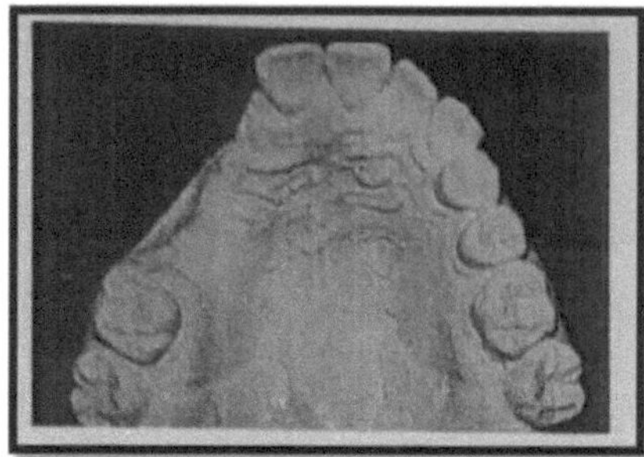

Fig.7. Molde de pré-tratamento

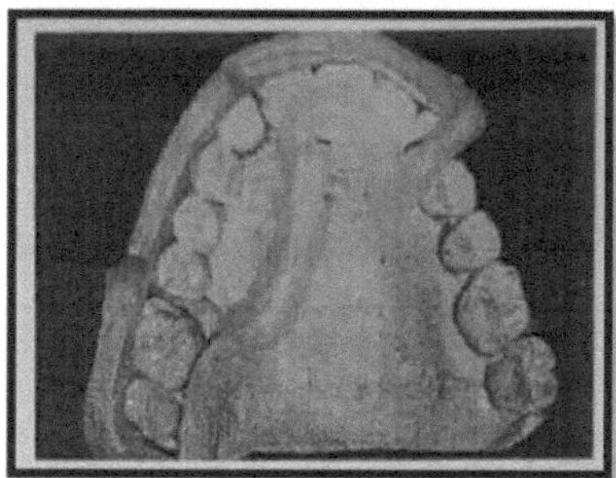

Fig.8. molde em caixa com provisórios radiopacos para aplicação de ortodontia

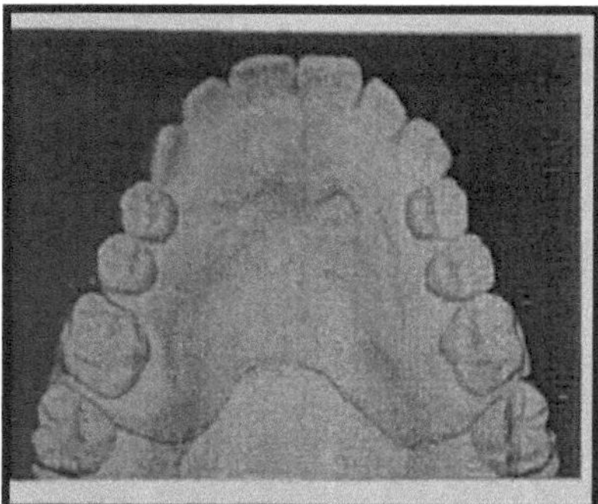

Fig.9. Molde com provisório

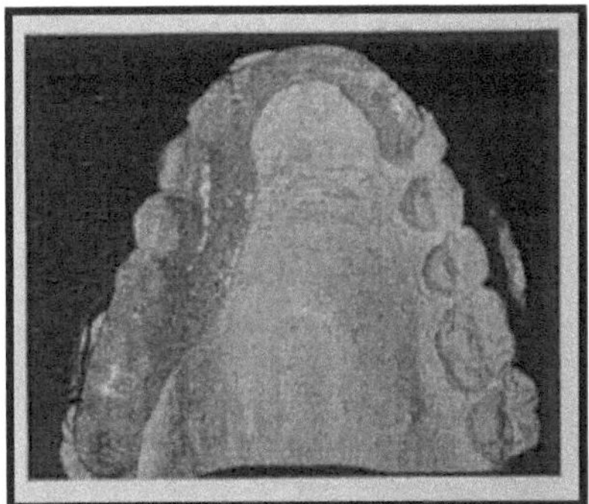

Fig.10. Vista oclusal radiopaca

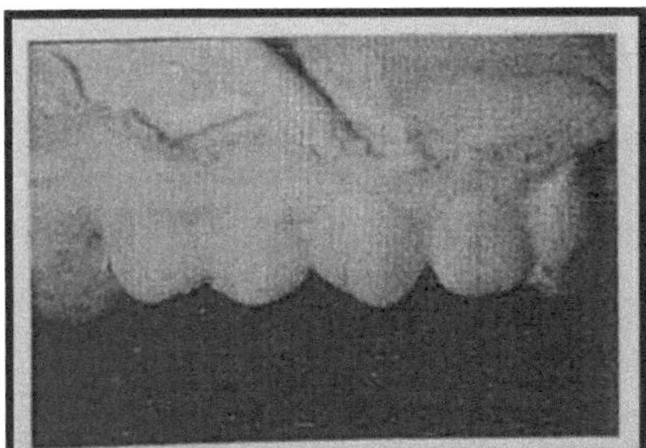

Fig.11. Provisório radiopaco

3. Modelo com sulfato de bário e tubos de aço inoxidável: Fumitaka, Takeshita (1997)

: para arcadas edêntulas

Descrição de um stent para avaliação pré-cirúrgica da colocação de implantes utilizando sulfato de bário e tubos de aço inoxidável para a avaliação radiográfica exacta das relações entre a superestrutura pré-concebida, a colocação programada do implante e a estrutura anatómica. O sulfato de bário no stent representa o contorno da superestrutura pré-concebida e os tubos de aço inoxidável indicam a localização e a inclinação pretendidas dos implantes nos exames de tomografia computorizada. Além disso, este stent pode ser utilizado como stent cirúrgico para guiar a broca piloto até ao local pretendido.

Procedimento:

• Forme os sprues de cera nos dentes mais distais bilateralmente da prótese de cera de teste aprovada e faça um molde de silicone. O stent é feito de material de enchimento de resina de metacrilato de metilo autopolimerizado transparente.

• Depois de o stent transparente ser recuperado da impressão, remova todos os dentes.

Reposicione a base transparente do stent na impressão.

• Misture o pó que consiste numa proporção de 4:1 de polímero de resina e sulfato de bário com monómero. Deite a mistura nas formas dentárias da impressão.

• Cure o stent acabado a 40° C durante 20 minutos no processador, depois recupere

e faça o polimento. Efectue os orifícios de acesso para guiar a primeira broca cirúrgica de acordo com as informações obtidas a partir do molde final e da restauração provisória.

• Coloque os sprues de tubos de aço inoxidável a uma altura uniforme, coloque-os no orifício de acesso e fixe-os com cera.

• Obtenha uma tomografia panorâmica e uma tomografia computorizada com o stent colocado.

• Após a obtenção das radiografias, retire os sprues dos tubos.

• Esterilize o stent para que este (os orifícios de acesso) possa ser utilizado para guiar a broca cirúrgica até ao local pretendido para a colocação do implante.

• O sulfato de bário no stent representa o contorno das superestruturas pré-concebidas e os tubos inoxidáveis representam a localização e a inclinação da colocação pretendida do implante. O sulfato de bário em pó e a mistura de polímero de resina apresentam uma boa radiopacidade sem artefactos radiológicos e as radiografias panorâmicas revelaram os marcadores e a inclinação. A vantagem mais importante reside na sua utilização com uma tomografia computorizada. Os marcadores radiopacos localizados na imagem reconstruída da tomografia computorizada podem ser claramente observados. A imagem nítida do tubo de aço inoxidável demonstra a inclinação pré-definida para a colocação do implante, enquanto a imagem do sulfato de bário mostra a posição dos dentes anteriores na TAC. A localização e a inclinação da colocação do implante pré-concebido no stent podem então ser corrigidas, se necessário, antes da cirurgia, de acordo com as informações radiográficas. Outras vantagens da utilização deste procedimento com sulfato de bário e tubos de aço inoxidável são a facilidade de utilização, a economia (baixo custo) e o design simples dos materiais.[17]

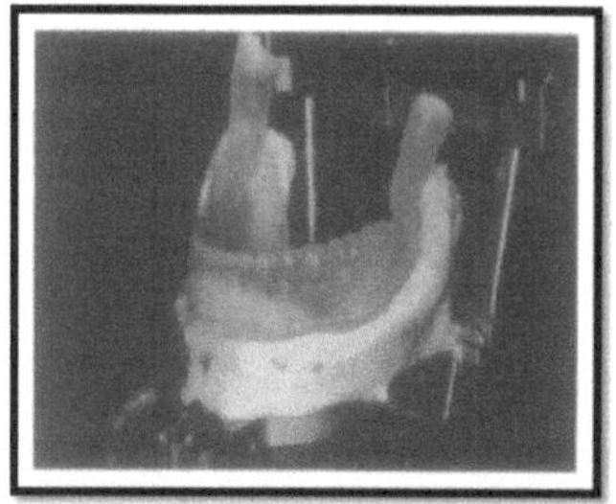
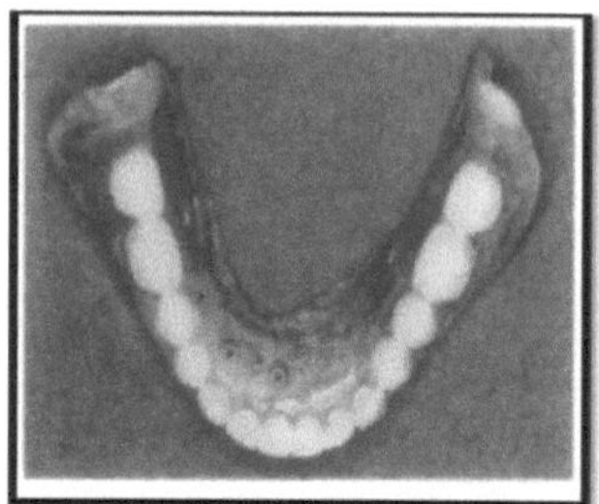

Figure 12

Figure 13

Fig. 12: Prótese de prova duplicada.

Fig 13 stent transparente de metacrilato de metilo auto-polimerizado com uma proporção de 4:1 de resina e sulfato de bário com tubos de aço inoxidável.

4. Javier Urquiola, R. W. Toothaker (1997) Modelo radiográfico utilizando lâminas de chumbo.

<u>PROCEDIMENTO</u>

-Faça um modelo na cera de diagnóstico utilizando resina acrílica transparente.

-Seleccione locais de implante favoráveis do ponto de vista protético.

- Corte a folha de chumbo em tiras.

- Cole a folha de alumínio ao modelo com cianoacrilato.

-Cubra as tiras de chumbo com uma fina camada de resina acrílica transparente de polimerização automática

- A principal desvantagem da utilização da folha de chumbo como

54

marcador deve-se ao facto de a sua densidade produzir um artefacto

de endurecimento do feixe, distorcendo o valor de diagnóstico das

películas de TC. Os autores verificaram que, se as tiras de folha de

chumbo forem colocadas na face vestibular da matriz e a uma

distância significativa da área a ser analisada, o centro do rebordo, o

artefacto de endurecimento do feixe produzido pela folha de chumbo

na periferia vestibular da matriz não alcança o rebordo e causa

distorção nesta área.[38]

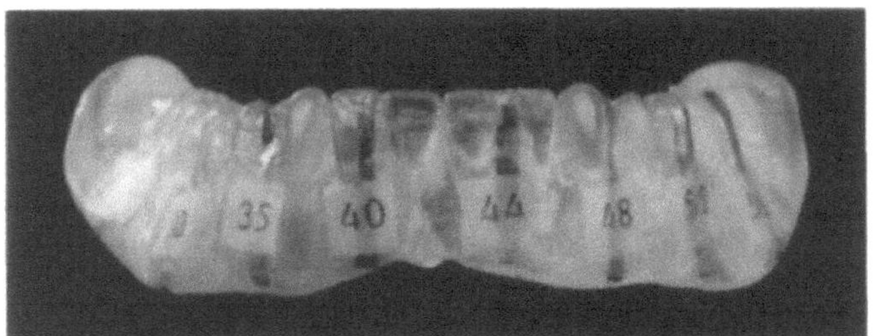

Figura 14. Modelo radiográfico com lâminas de chumbo

5. Gardner M, Igor J. P. Modelo duplo (1995)

Descreveram a criação de um modelo para avaliação radiográfica e
colocação cirúrgica de implantes para ajudar a determinar o local ideal
do implante. Foram utilizados guias com marcadores e foi utilizado um
modelo sem metal durante um exame de TAC para evitar a dispersão.
Foi escolhida a guta-percha, um material radiopaco que pode ser
moldado conforme necessário. O objetivo de qualquer modelo de
localização e trajetória de implantes é orientar o cirurgião na colocação

ideal dos implantes.

Técnica:

• Faça moldes em duplicado da arcada a ser avaliada para a restauração com implantes e monte um conjunto de moldes num articulador na posição de relação cêntrica

• Se estiver planeada qualquer alteração da dimensão vertical de oclusão, determine a dimensão vertical de oclusão alterada e ajuste o articulador, Complete a

wax-up de diagnóstico da restauração final.

• Duplique o enceramento de diagnóstico em gesso dentário.

• Bloqueie os cortes inferiores no diagnóstico inalterado e com um material que não seja sensível ao calor

• Faça modelos vacuformados sobre o molde de diagnóstico bloqueado e o molde duplicado do enceramento de diagnóstico com uma folha de plástico transparente.

• Apare os gabaritos até 5 mm abaixo da margem gengival dos dentes ou até à altura do contorno do tecido mole, consoante o que for menor.

Volte a colocar o modelo no molde de diagnóstico inalterado e coloque o modelo do enceramento de diagnóstico sobre o molde. Apare os bordos dos dois modelos para

faça-os coincidir

• Retire a férula de diagnóstico e encha-a com resina ortodôntica transparente. Coloque a férula preenchida sobre a férula do molde de diagnóstico inalterado e mantenha-a no lugar com a pressão dos dedos até à presa inicial da resina.

• Corte o excesso de material que possa ter escorrido entre os gabaritos.

• Coloque um elástico à volta do molde e dos modelos para ajudar a manter os modelos no sítio.

• Apare e alise os bordos da guia.

• Prepare orifícios na guia nos locais pretendidos para os implantes. Utilize uma broca No- 8

Faça uma broca para preparar um orifício piloto e aumente a largura para 3 mm de diâmetro, preencha os orifícios preparados com guta-percha.

• Antes da marcação da radiografia, ajuste a férula na boca do doente para garantir que é confortável e estável. Ajuste a flange ou a superfície do tecido conforme necessário para permitir que a guia assente facilmente.

• Instrua o doente sobre a forma de inserir e remover a guia e peça-lhe que a pratique antes de sair do consultório. Certifique-se de que o doente compreende que a guia tem de ser usada durante o procedimento radiográfico

Análise radiográfica:

• Seleccione as imagens de corte transversal que contêm os cilindros de guta-percha e que, por conseguinte, correspondem às localizações mais desejáveis para os implantes.

• Compare a angulação do cilindro de guta-percha com o osso disponível e a posição das estruturas vitais para determinar a melhor angulação para o implante. (Pode ser determinada a necessidade de pilares angulados ou de uma cirurgia de aumento antes do implante).

• Transfira estas informações para o cirurgião, modificando o guia para a cirurgia.[16]

(A altura vertical da guia é reduzida e a guta-percha é removida. A guia pode agora ser utilizada para colocar o implante no local pretendido).

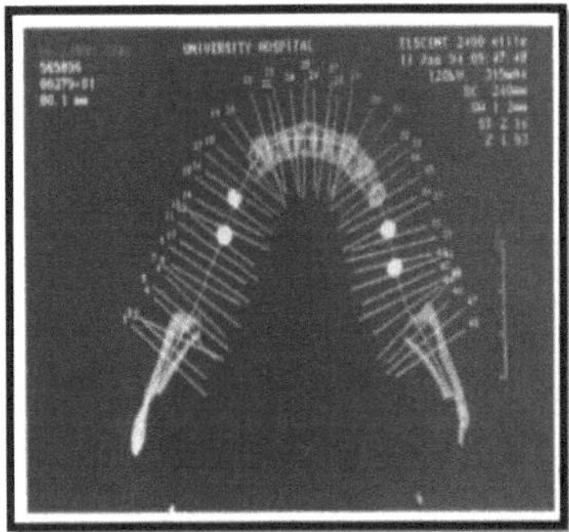

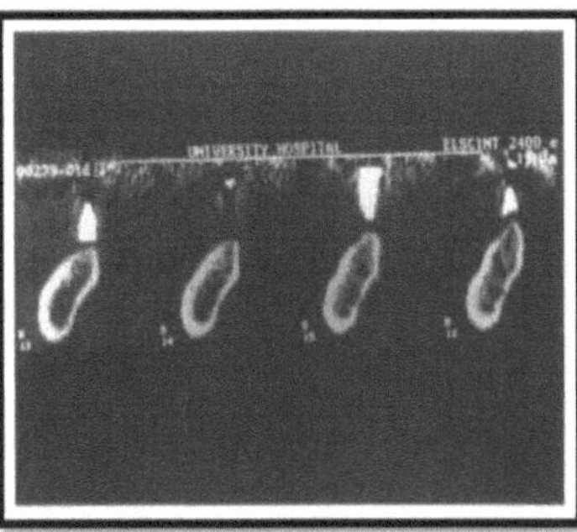

Figura 15: Tomografia computadorizada com marcadores de guta-percha (corte transversal)

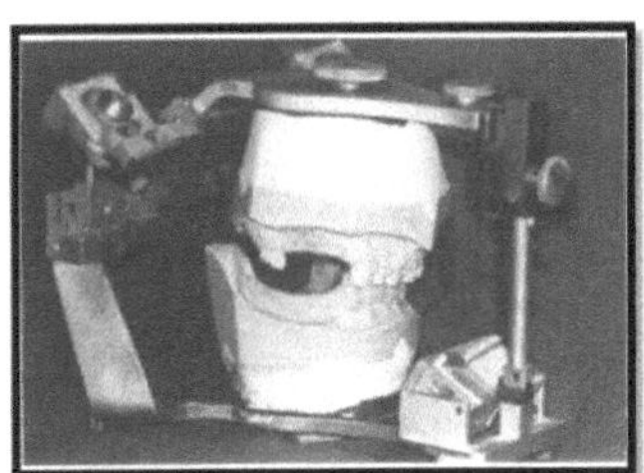

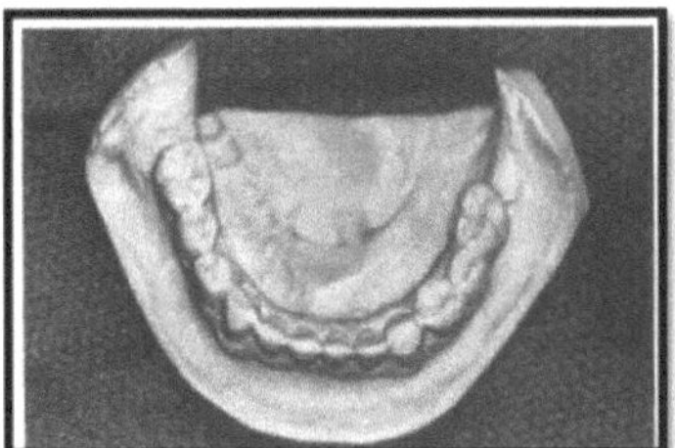

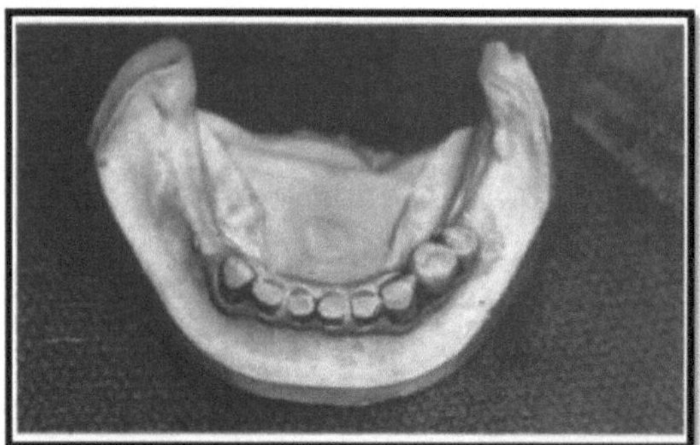

Fig. 16: Moldes de diagnóstico com e sem enceramento

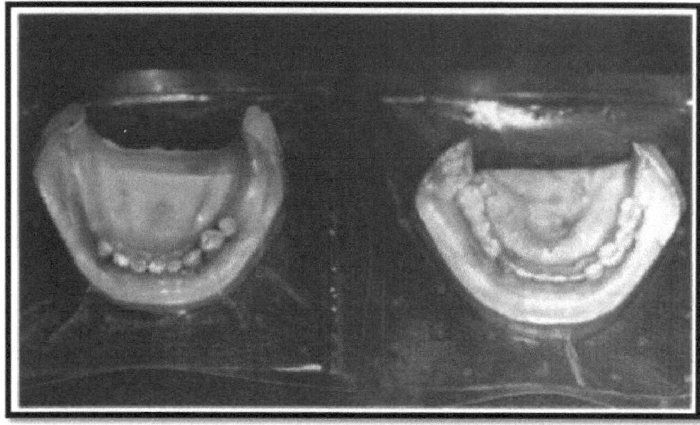

Fig. 17: Gabaritos moldados a vácuo sobre o molde de diagnóstico bloqueado e o molde duplicado do enceramento de diagnóstico com uma folha de plástico transparente

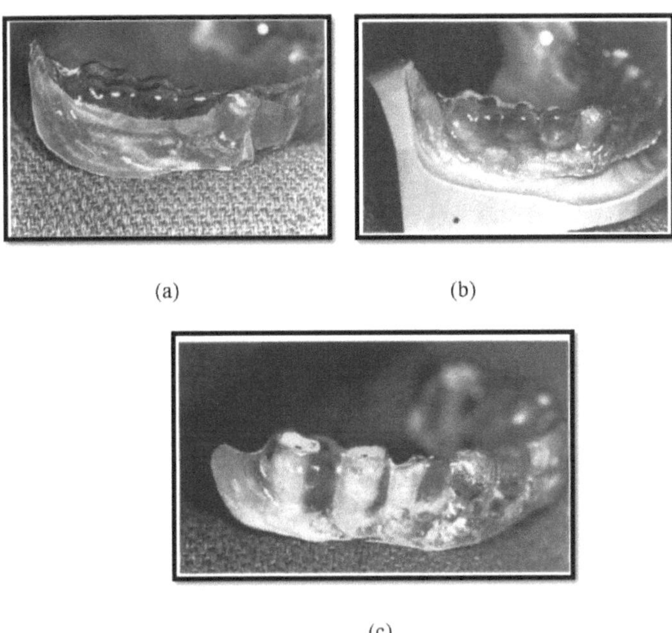

(a)   (b)

(c)

Fig. 18: Prepare os orifícios na guia nos locais pretendidos para os implantes. Utilize uma broca redonda para preparar um orifício piloto e aumente a largura para 3 mm de diâmetro, preencha o orifício preparado com guta-percha. [**a. Modelo de diagnóstico colocado sobre o modelo da dentição existente; b. Stent após polimerização; c. Guta-percha colocada no local de implante pretendido**]

6. Marcus A. R. Lima Verde, Steven M. Morgaño' S Dual Purpose Stent (1993)

• O stent de dupla finalidade combinado com a tomografia

computorizada (TC) pode revelar o osso disponível e a localização de

estruturas vitais num local de implante. Este mesmo stent funciona

61

como um guia para o cirurgião que coloca os implantes.

• Este stent relaciona com precisão as imagens de secção transversal de TC nos maxilares ou na mandíbula com a localização e angulação previstas dos implantes. O stent actua então como um modelo cirúrgico para assegurar uma colocação precisa e uma angulação favorável dos acessórios.[18]

Fabrico:

Para pacientes parcialmente edêntulos

• Faça moldes de diagnóstico das arcadas dentárias a partir de impressões hidrocolóides irreversíveis. Efectue um enceramento de diagnóstico da FPD suportada por implantes proposta ou coloque dentes artificiais de resina acrílica como alternativa para substituir os dentes em falta.

• Faça uma impressão hidrocolóide irreversível do molde com a FPD encerada e duplique o molde em gesso dentário.

• Faça um modelo em plástico moldado a vácuo do molde duplicado.

• Assente o modelo de plástico no molde de diagnóstico original (cera removida) e verta resina acrílica transparente quimicamente activada no modelo

• Coloque o molde com a resina acrílica numa panela de pressão com água a 110° F e 25 psi durante 20 minutos.

• Remova o excesso grosseiro e coloque as hastes de guta-percha no stent ao longo da linha oclusal central dos dentes posteriores ou na crista da cíngula dos dentes anteriores.

• Coloque esferas de guta-percha de 2 mm no local pretendido de cada fixação do implante.

• Adicione resina acrílica com um pincel para cobrir as esferas de guta-percha e as hastes

na linha oclusal central

• Coloque uma haste de guta-percha na crista do rebordo Aplique resina acrílica transparente autopolimerizável com um pincel na superfície do tecido do stent e da guta-percha para

prenda a haste ao stent e reposicione-a no molde.

• Aplique cera de proteção contra intempéries ou cera de embelezamento nas superfícies facial e lingual do stent e em vários dentes contíguos.

• Adicione resina acrílica transparente adicional para formar um índice oclusal e assegurar

Assentamento positivo do stent intra-oralmente.

• Termine e polir o stent

• Encaminhe o doente para o radiologista para efetuar a TAC Dent Scan com o stent de diagnóstico e uma prescrição abrangente que inclua desenhos de

as áreas que devem ser incluídas na tomografia computorizada.

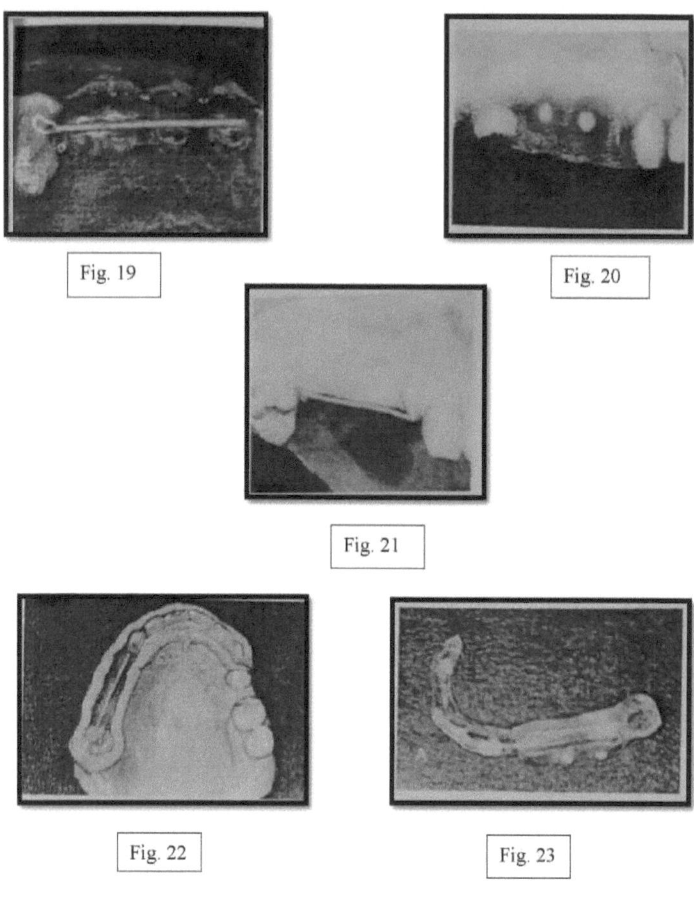

Fig. 19

Fig. 20

Fig. 21

Fig. 22

Fig. 23

Fig. 19: Coloque as hastes de guta-percha no stent ao longo da linha oclusal central dos dentes posteriores ou na crista do cíngulo dos dentes anteriores

Fig. 20: Coloque esferas de guta-percha de 2 mm no local pretendido de cada fixação do implante.

Fig. 21: Adapte a cera de proteção contra intempéries ou a cera de embelezamento às superfícies facial e lingual do stent e a vários dentes contíguos

Fig. 22: Resina acrílica transparente para formar um índice oclusal e assegurar o assentamento positivo do stent intra-oralmente.

Fig. 23: Modelo formado.

7. David R. Burns, Donald G. Crabtree, e Dewey H. Bell (1988)

Descreveram uma técnica para fabricar um guia cirúrgico que fornece ao cirurgião a localização e a angulação correctas para o implante submerso. Adicionalmente, pode ser benéfico avaliar o osso através do tecido mole a partir dos aspectos vestibular e lingual do rebordo alveolar. Os moldes de diagnóstico são montados num articulador utilizando um registo de relação cêntrica. A distância entre o rebordo edêntulo e a superfície oclusal oposta é medida para garantir que existe espaço adequado para o fabrico da prótese acima do implante, a dimensão vertical da oclusão.

-Dentes artificiais, de tamanho semelhante ao da dentição oposta ou adjacente, são seleccionados e dispostos no espaço edêntulo no molde sobre a crista. Esta disposição, determinada pelo exame clínico, assegura uma relação oclusal adequada com a arcada oposta. Os dentes artificiais são mantidos no lugar com uma pequena quantidade de cera utilitária aplicada diretamente sob cada dente.

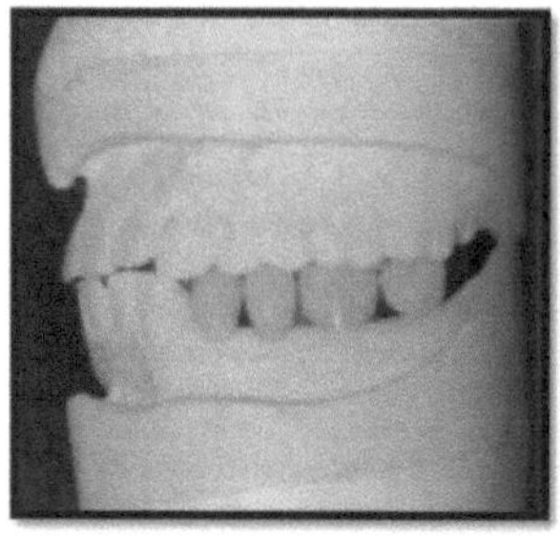
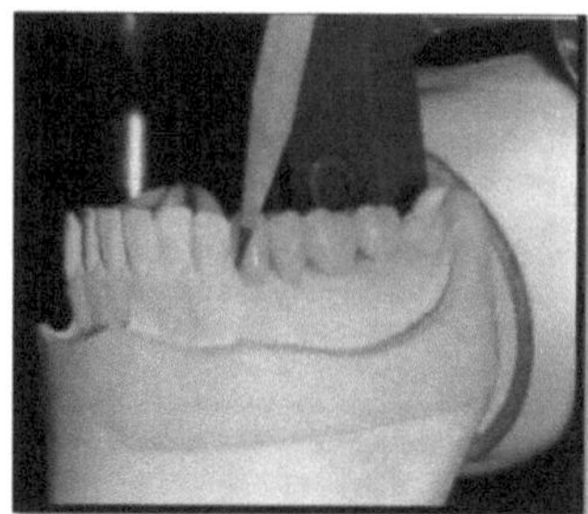

Fig 24   Fig 25

Fig. 24, 25: Seleccione dentes artificiais de tamanho semelhante ao da dentição oposta ou adjacente. São dispostos no espaço edêntulo e o molde é feito sobre a crista, seguido do contorno dos dentes.

É desenhado um contorno com um lápis no molde à volta de cada dente artificial. O molde com os dentes artificiais é retirado do articulador e colocado numa sonda. A haste de análise é alinhada com o longo eixo dos dentes artificiais.

Depois de a sonda estar corretamente alinhada, os dentes artificiais são removidos do molde. O centro do contorno à volta dos dentes artificiais, que representará a localização para a colocação do implante, é então marcado e a haste de análise é removida do mandril do inspetor.

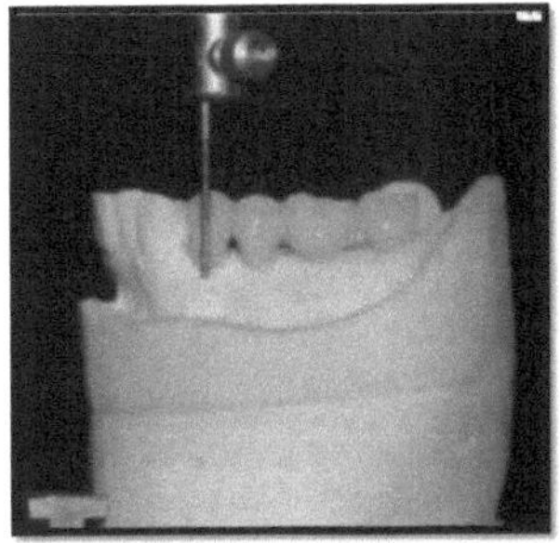
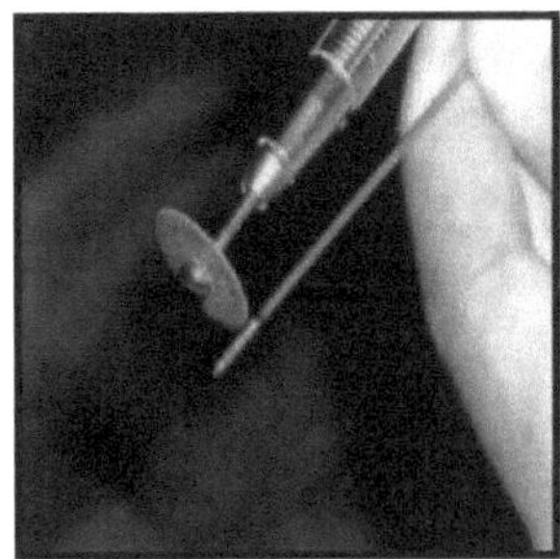

Figure 26   Figure 27

Fig. 26: A haste de análise está alinhada com o longo eixo dos dentes artificiais.

Fig. 27: Prepare um comprimento de 10 mm de tubo redondo de 0,045 polegadas.

-Prepara-se um comprimento de 10 mm de tubo redondo de 0,045 polegadas. A superfície exterior do tubo é serrilhada com um disco de separação para proporcionar serrilhas múltiplas ao longo de todo o comprimento do tubo. Este procedimento proporciona uma retenção mecânica para o tubo dentro da resina acrílica aquando do processamento do modelo e mantém o tubo no lugar durante o revestimento e o processamento. Deve ter o cuidado de não cortar a superfície interna do tubo.

-O tubo é então colocado sobre o contorno de um dos dentes artificiais, indicando o local de colocação do implante. Posicionado nesta angulação, o tubo redondo é ajustado de forma a contactar ligeiramente com o molde e é fixado no local com uma pequena quantidade de cera adesiva.

- Em seguida, é cuidadosamente libertado do inspetor. Pedaços

67

adicionais de tubagem emparelhados de forma idêntica são cravados na posição da mesma forma, conforme determinado pelo número de congestionamentos submersos planeados no tratamento. Um comprimento de tubagem para cada localização prevista.

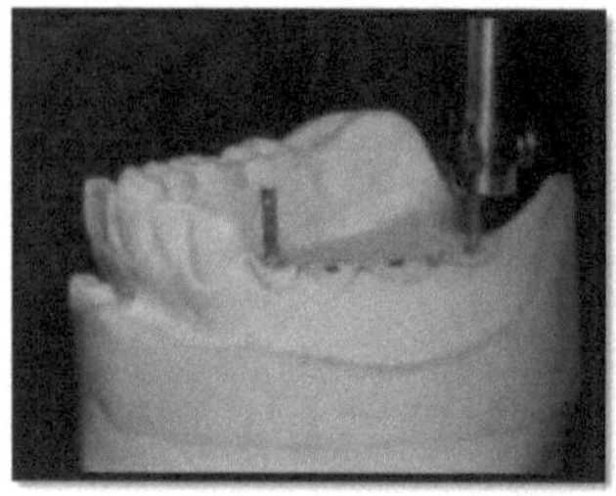

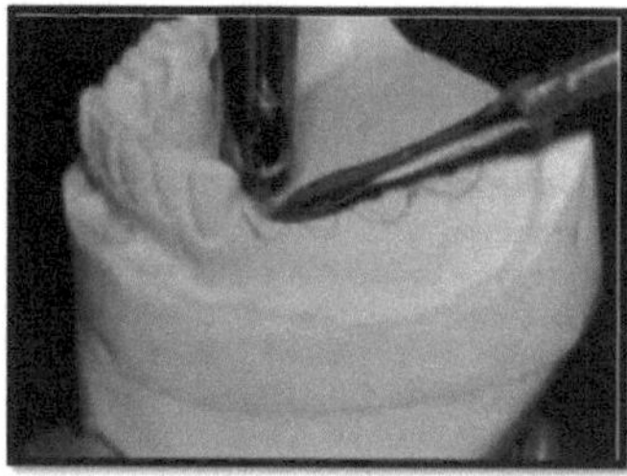

Figure 28   Figure 29

Fig. 28, 29: O tubo é então colocado sobre o contorno de um dos dentes artificiais que representa o local para a colocação do implante cimentado no sítio.

• Assim que todos os tubos redondos estiverem posicionados na crista edêntula, a porção de resina acrílica da férula cirúrgica é delineada no molde. Este contorno incorpora os tubos e cobre todas as superfícies de suporte da prótese, à semelhança de uma base de registo.

• Este modelo é construído com três espessuras de cera de placa de base.

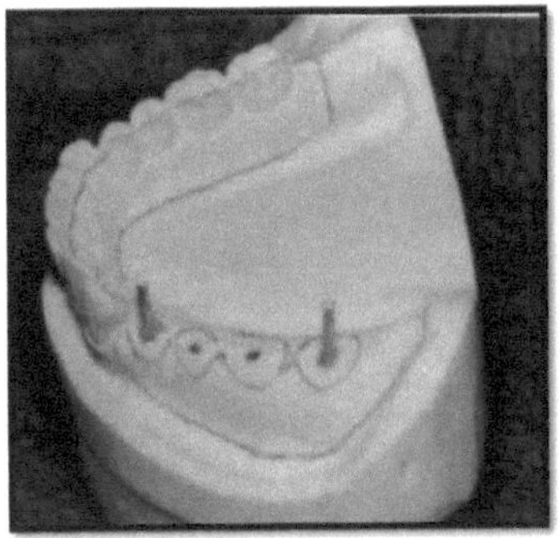 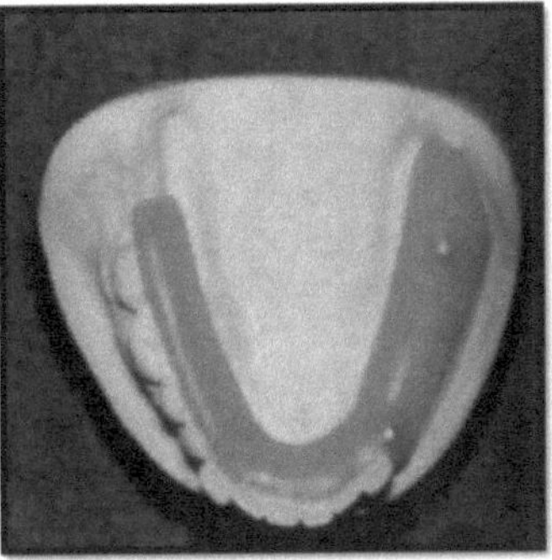

Figure 30   Figure 31

Fig. 30, 31: O modelo cirúrgico é delineado no modelo de gesso e é construído com três espessuras de cera da placa de base.

O molde é cuidadosamente investido e a férula é processada da forma convencional com resina acrílica transparente processada a quente. A férula cirúrgica é cuidadosamente recuperada do molde após o processamento para evitar danos ou alterações nos tubos.

A resina acrílica flash à volta dos tubos é removida com uma broca de resina acrílica e o tampão temporário no lúmen do tubo é empurrado para fora com uma agulha anestésica. A férula cirúrgica de resina acrílica é alisada e polida, limpa por ultra-sons e esterilizada por esterilização a frio.

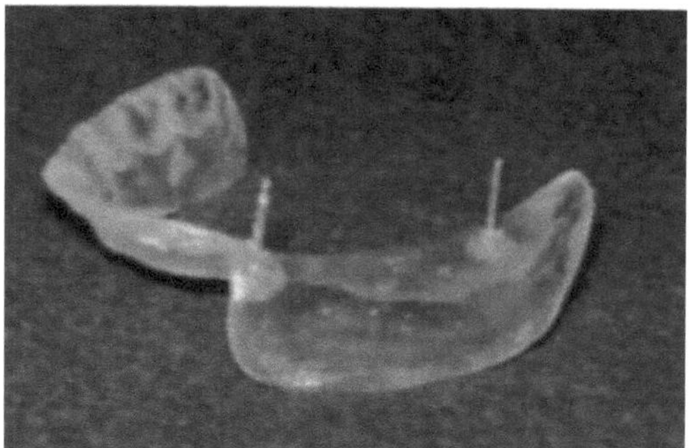
Figura 32: Stent cirúrgico completo

Cada comprimento de tubagem no modelo é medido com um calibre Boley e encurtado para um comprimento exato de 5 mm. Para as vistas panorâmicas e outras vistas não oclusais, o comprimento de tubagem de 5 mm é utilizado como um comprimento de referência padrão para corrigir dimensionalmente quaisquer medições efectuadas a partir da radiografia para determinar a disponibilidade de osso.

A tubagem, tal como vista na radiografia, pode ajudar a identificar a localização e a angulação do implante no osso subjacente e ajudar a obter um resultado mais previsível para todo o tratamento. Se forem previstos problemas no local da cirurgia, deve reavaliar a localização do implante no molde de diagnóstico e redesenhar e fabricar uma nova placa antes da cirurgia.

Conversão para modelo cirúrgico

- Quando a avaliação pré-cirúrgica estiver concluída, a parte do tubo que se estende para fora da superfície polida da férula é removida com um disco de separação. O restante tubo, embutido na resina acrílica, deve ter aproximadamente 3 mm de comprimento, medido com um calibre de Boley à volta da férula. O metal Hash à volta do lúmen do tubo deve ser removido com um explorador e alisado com uma roda de borracha. Toda a férula cirúrgica é então alisada e polida e novamente limpa por ultra-sons e esterilizada por esterilização a frio.

• A férula cirúrgica é transferida para o cirurgião. Após a anestesia, a férula é posicionada intra-oralmente e mantida firmemente sobre o tecido. Os lubrificantes são utilizados como guia para perfurar um orifício de canal através da mucosa e até ao osso. O diâmetro do lúmen do tubo redondo é selecionado para proporcionar um ajuste de tolerância estreita.

• O orifício deve ser feito aproximadamente 4 mm no interior do osso.

• Durante a perfuração, a broca é introduzida no tubo, que a guia até ao osso, enquanto a férula cirúrgica é mantida no lugar sobre o tecido. O orifício é então utilizado como guia para a localização e angulação dos pinos-guia.[50]

8. STENT BILAMINAR DE DUPLO OBJETIVO (2000)

• Murat C. cehreli, Yavuz Asian e Sairne Sahin descrevem um procedimento para o fabrico de um stent bilaminar de dupla finalidade. Este stent foi especificamente concebido para a utilização de brocas cirúrgicas em osso com baixa densidade. A lâmina exterior, que é preparada como uma concha, é utilizada para fins radiográficos e para verificar o alinhamento dos implantes com os pinos-guia de acordo com a superestrutura pré-determinada. A lâmina interna foi concebida para receber 2 stents cirúrgicos amovíveis bilateralmente com 2 canais de guia de diâmetro.

• Há duas questões que devem ser tidas em consideração ao converter

o

Stent:

-Em primeiro lugar, uma vez que os erros na conversão do stent podem levar ao desalinhamento dos implantes, o ângulo dos marcadores radiopacos deve facilitar a reorientação da mesa de observação se a preparação do canal guia tiver de ser efectuada num ângulo diferente. Além disso, o marcador radiopaco deve permitir a transferência exacta da informação bidimensional para a tridimensional enviada ao longo de todo o procedimento.

Em segundo lugar, não existem canais-guia pré-fabricados oferecidos pelos sistemas de implantes dentários que possam ser "intercalados" para formar um conjunto ou como tubos individuais cujas dimensões correspondam ao diâmetro das brocas cirúrgicas utilizadas. A falta desta caraterística resulta normalmente num único canal guia preparado que permite a passagem de apenas uma broca cirúrgica.

<u>Etapas de fabrico:</u>

• Faça as impressões de ambas as arcadas utilizando material de impressão hidrocolóide irreversível e verta os moldes em gesso dentário tipo III. Utilizando uma transferência face-bow e um registo de relação cêntrica, monte os moldes num articulador semi-ajustável.

• Para fabricar a lâmina interna, forme sob vácuo uma lâmina transparente de 2,0 x 125 mm.

Coloque a folha de alumínio sobre o molde superior. Desloque suavemente a folha de alumínio, corte os bordos para cobrir as cristas edêntulas e o palato e um terço das porções incisais dos restantes dentes anteriores,

• Para fabricar a lâmina exterior, prepare uma configuração de diagnóstico utilizando dentes de dentadura e cera de modelação. Duplique a cera de diagnóstico.

• Depois de remover a nova folha, apare os bordos da porção do invólucro de acordo com as margens cervicais da preparação e molde outros bordos para se ajustarem aproximadamente

a lâmina interna.

• Como um conjunto, coloque ambas as lâminas na mesa de observação com o molde. Determine a localização ideal e o possível ângulo do eixo do implante. Faça orifícios para pinos através de ambas as placas e fixe os pinos (1 mm de diâmetro) para avaliação radiográfica com uma pequena quantidade de resina acrílica auto-polimerizada transparente.

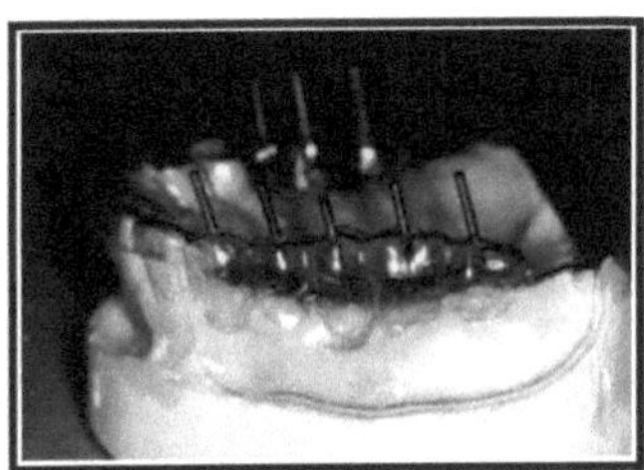

Figure:33

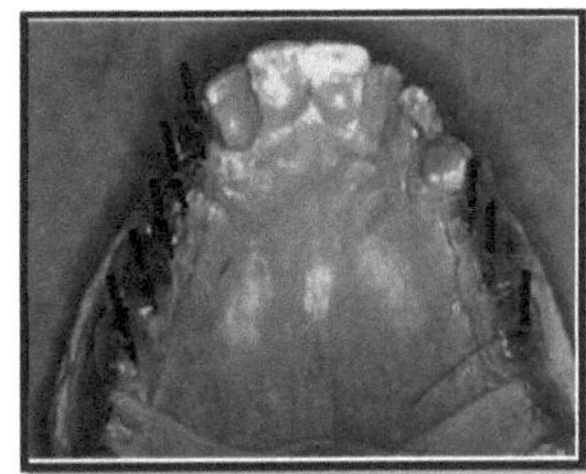

Figure: 34

Fig. 33, 34: Coloque ambas as lâminas na mesa de observação com o molde. Determine a localização ideal e o possível ângulo do eixo do implante. Faça orifícios para pinos em ambas as placas e fixe-os (I mm de diâmetro) para avaliação radiográfica com uma pequena quantidade de resina acrílica autopolimerizada transparente.

Nesta fase, o posicionamento dos pinos deve coincidir com o eixo central previsto dos implantes. Em seguida, ajuste o stent na boca e faça um registo de mordida utilizando pasta de registo de mordida de cura adicional (Futar D Occlusion, Kettenbach Dental, Eschenburg, Alemanha) para imobilizar o stent durante a obtenção da tomografia computadorizada.

Efectue medições relativas às dimensões do osso disponível e à angulação dos implantes na imagem de TC.

A imagem do marcador radiopaco, que só pode ser visualizada na secção I das imagens do exame, permite uma avaliação precisa do eixo pré-determinado de colocação do implante e da área que representa a estrutura óssea na secção central do implante. A mesa de observação pode ser simplesmente reorientada utilizando o ângulo dos pinos se for indicada qualquer alteração no ângulo de inserção do implante.

Separe a porção exterior - com os pinos ainda no sítio - da lâmina interior. Remova a placa que cobre as cristas edêntulas da lâmina com uma broca de carboneto e corte 4 brocas de aço inoxidável, deixando aproximadamente 1 cm das suas extremidades. Em seguida, fixe as extremidades das brocas (que estão planeadas para serem utilizadas para guiar a inserção dos stents cirúrgicos removíveis de resina acrílica nos lados palatinos da lâmina interna) bilateralmente, utilizando resina acrílica transparente de polimerização automática na mesa de observação.

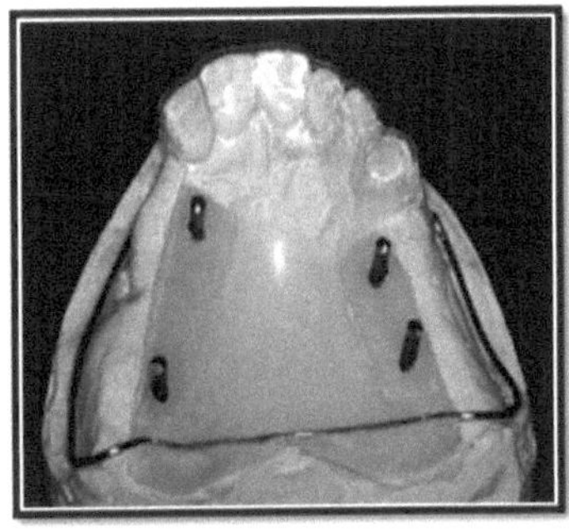 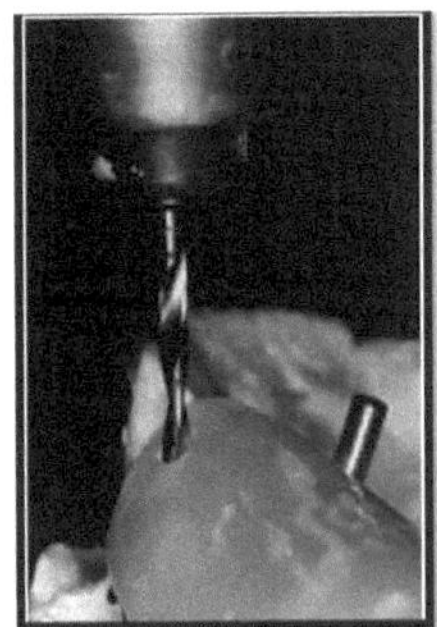

Figure 35   Figure 36

Fig. 35. Retractor de retalho personalizado com acrílico transparente.

Fig. 36. Preparação do canal de guia.

Faça uma impressão irreversível de hidrocolóide sobre o gesso. Verta o molde e fabrique bilateralmente 2 stents acrílicos que cubram apenas as cristas residuais. Corte o material em excesso e ajuste os stents de modo a passarem através das sondas de orientação.

Fabrique um retractor de retalho personalizado utilizando fio ortodôntico de aço inoxidável de 1 mm.

O retractor deve passar sobre o bordo posterior do stent, enquanto se estende para a parte anterior (e paralela) e para o sulco bucal, em ambos os lados.

Fixe o retractor de retalho personalizado no lugar com resina acrílica autopolimerizada transparente.

Remova a porção palatina da lâmina externa com uma broca de carboneto e monte o conjunto na mesa de observação. Depois de determinar a inclinação necessária da mesa de observação através de marcadores radiopacos, separe a lâmina externa e insira os stents de resina acrílica removíveis fabricados. Utilizando as primeiras 2 brocas cirúrgicas, efectue a preparação do canal de guia para 2 stents em cada segmento para verificar a angulação dos implantes através da concha com pinos de guia cirúrgicos, remova os marcadores radiopacos da lâmina exterior e faça orifícios no aspeto oclusal da concha com aproximadamente 4 mm de diâmetro.

- O stent bilaminar está pronto a ser utilizado após a esterilização

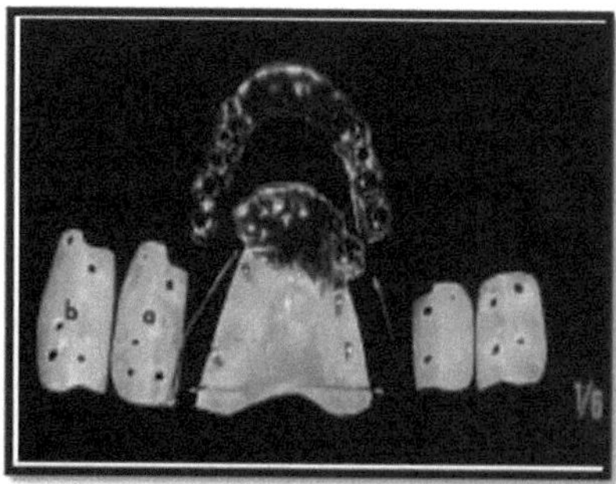

Figura 37: Stent bilaminar concluído

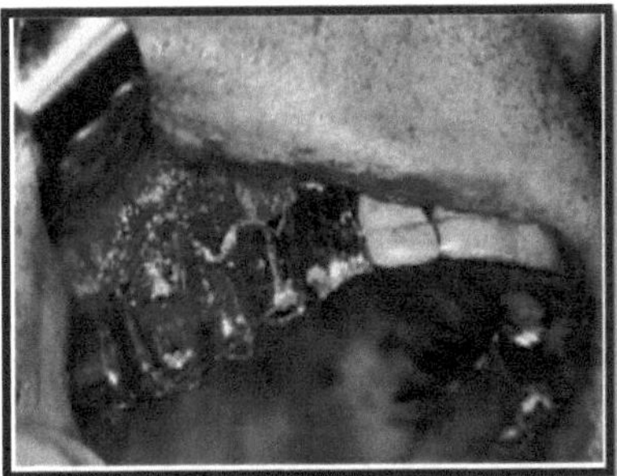

Figura 38: Stent colocado intra-oralmente

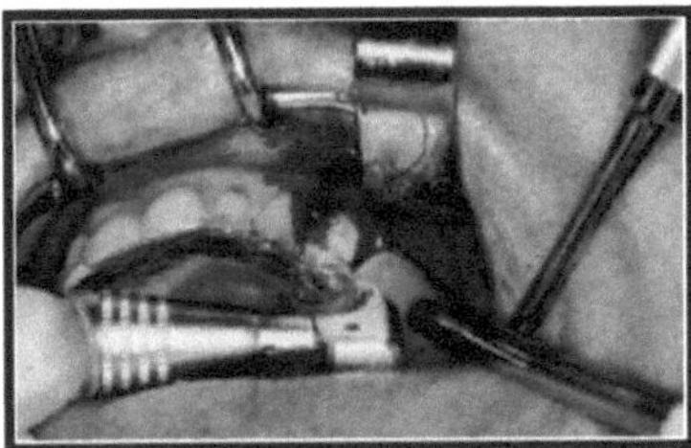

Figura 39: Colocação de implante com Stent

A técnica tem duas desvantagens: primeiro, o retractor de retalho personalizado foi concebido inicialmente para melhorar a visualização, activando-o bucalmente. No entanto, um desenho com laços seria provavelmente mais eficiente.

Em segundo lugar, os procedimentos laboratoriais para fabricar estes stents são bastante complicados e demorados.

Infelizmente, os sistemas de implantes não fornecem mecanismos precisos para a colocação exacta dos implantes, o que levou ao comprometimento da colocação de um grande número de implantes, ao passo que os stents cirúrgicos convencionais não incluem medidas de segurança para eliminar o risco potencial de contaminação da cavidade do implante através da utilização incorrecta das brocas cirúrgicas através dos canais de guia de resina acrílica.

No entanto, o procedimento complexo aqui descrito enfatiza a importância da existência de um canal guia pré-fabricado que certamente simplificaria todo o procedimento. Nesse caso, um stent de resina acrílica que inclua a forma da prótese e canais-guia metálicos pré-fabricados seria suficiente para a avaliação por TC.[39]

9. Guia Radiográfico e Cirúrgico para a Colocação de Múltiplos Implantes Arfai N K Et Al (2007)

É apresentada uma técnica para o fabrico de um guia radiográfico e cirúrgico para a colocação óptima de implantes múltiplos que é adequada para a maioria das situações com estrutura óssea adequada. Esta técnica combina a precisão de uma máquina de fresagem de implantes com a praticidade de um procedimento económico e fácil de utilizar, com a ajuda de um topógrafo dentário convencional.

• Efectue um enceramento de diagnóstico dos dentes em falta para obter um contorno completo com uma oclusão adequada.

• Duplique o enceramento de diagnóstico utilizando hidrocolóide irreversível. Utilize o molde duplicado para preparar a guia cirúrgica.

• Apare o molde duplicado para incluir 2 dentes adjacentes ao enceramento.

• Utilize material de moldagem térmica de tabuleiro cirúrgico transparente (0,06 polegadas, 5 3 5 polegadas) para fazer um modelo transparente moldado a vácuo do molde duplicado cortado.

- Apare a guia cirúrgica para permitir a cobertura do terço incisal dos dentes adjacentes e a cobertura total dos enceramentos.

Deite uma mistura de resina acrílica transparente nas áreas dos dentes da guia cirúrgica e coloque a guia cirúrgica no molde de diagnóstico. Coloque o molde de diagnóstico com a guia cirúrgica no lugar na mesa de inspeção. Incline a mesa de inspeção de modo a que a mesa oclusal do molde fique paralela ao chão. Quando a resina acrílica tiver polimerizado, utilize um cortador de carboneto de tungsténio ou uma broca semelhante para perfurar o centro dos dentes onde os implantes vão ser colocados, deixando pelo menos 1,5 mm de resina acrílica circunferencialmente. Utilize um disco de separação para pré-cortar uma haste de latão ou uma haste redonda de metal semelhante com um diâmetro aproximado ao do implante num segmento de 15 a 20 mm (para utilizar como haste piloto) e segmentos de 7 a 10 mm (para utilizar como hastes radiográficas). Em alternativa, a extremidade oposta do calibre de corte inferior também pode ser utilizada como haste piloto. Fixe a haste piloto no mandril do topógrafo e lubrifique a haste com petrolato branco USP (Ultraseal Corp). Mais uma vez, misture a resina acrílica ortodôntica (Dentsply Caulk) e deixe-a polimerizar quase até à fase pastosa. Utilizando um pincel, encha a resina acrílica na(s) abertura(s) perfurada(s) da guia cirúrgica até que a(s) abertura(s) esteja(m) cheia(s).

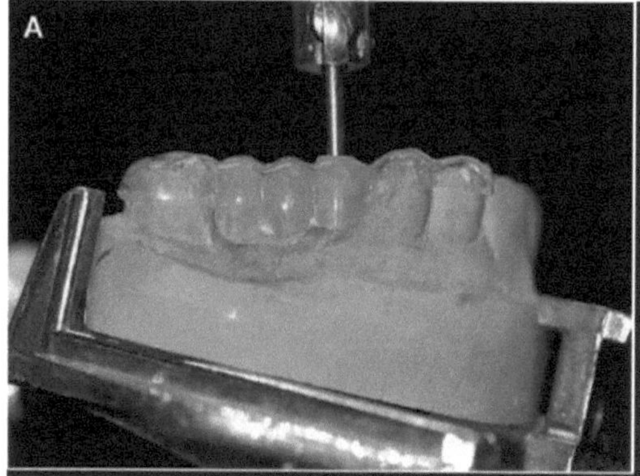

Figura 40

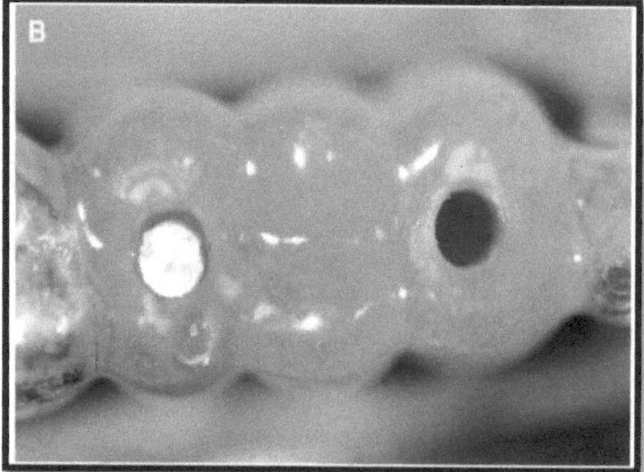

Figura 41

Fig. 40, Quando a resina acrílica está quase polimerizada, a haste piloto do implante é colocada na resina acrílica.

Fig 41 Haste radiográfica colocada nos orifícios-guia utilizando cera pegajosa para reter as hastes.

Utilize o topógrafo para perfurar a resina acrílica com a haste piloto para criar guias paralelas (Fig. 40). Tenha cuidado para não mover a mesa de levantamento ou a haste piloto de levantamento até que a resina acrílica esteja quase polimerizada. Quando a resina acrílica estiver quase polimerizada, retire a vareta e repita o processo com o orifício de guia seguinte.

-Utilize um disco de separação para pré-cortar uma haste de latão ou uma haste redonda de metal semelhante com um diâmetro aproximado ao do implante num segmento de 15 a 20 mm (para utilizar como haste piloto) e segmentos de 7 a 10 mm (para utilizar como hastes radiográficas)

Em alternativa, a extremidade oposta do calibre de corte inferior também pode ser utilizada como haste piloto.

-Fixe a haste piloto no mandril do topógrafo e lubrifique a haste com petrolato branco USP (Ultraseal Corp).

Misture novamente a resina acrílica ortodôntica (Dentsply Caulk) e deixe-a polimerizar quase até o estágio pastoso. Utilizando um pincel, preencha a resina acrílica no(s) orifício(s) perfurado(s) da guia cirúrgica até que o(s) orifício(s) esteja(m) cheio(s).

-Utilize o topógrafo para perfurar a resina acrílica com a haste piloto para criar guias paralelas (Fig. 40). Tenha cuidado para não mover a mesa de levantamento ou a haste piloto de levantamento até que a resina acrílica esteja quase polimerizada. Quando a resina acrílica estiver quase polimerizada, remova a haste e repita o processo com o próximo orifício de guia.

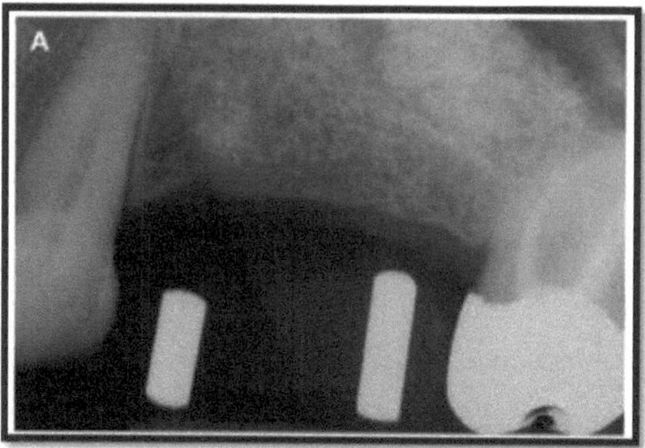

Figure 42

Fig. 42. Guia radiográfica no lugar. Note o paralelismo dos orifícios de guia, a

clareza e a densidade das hastes

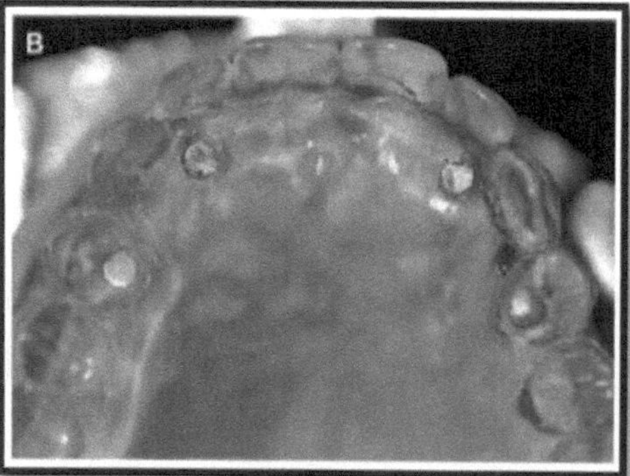

Figura 43

Fig. 43. Guia radiográfico e cirúrgico para sobredentadura implanto-suportada

• Coloque as hastes radiográficas nos orifícios de guia. Faça uma radiografia com a guia radiográfica e as hastes no lugar para determinar o posicionamento correto do piloto

buracos.

• Remova as hastes para utilizar a guia radiográfica como guia cirúrgica. Utilize a mesma técnica descrita acima para preparar a guia radiográfica e cirúrgica de múltiplos implantes para uma sobredentadura.[40]

10. Shotwell J L (2005)

Tradicionalmente, as guias cirúrgicas requerem espaço vertical suficiente para colocar a broca do implante e a cabeça da peça de mão na guia a partir do aspeto oclusal. Ao trabalhar na parte distal do canino, este tipo de guia pode ser difícil de utilizar devido à incapacidade do paciente de abrir o suficiente para permitir o acesso cirúrgico a partir do aspeto oclusal da guia de broca. Além disso, 1 guia cirúrgico não pode acomodar brocas de implantes de tamanhos crescentes. O método proposto neste artigo foi desenvolvido com base nestes problemas frequentemente encontrados. O método descrito utiliza um material de moldeira de polimerização ligeira, juntamente com brocas e blocos de broca disponíveis num fabricante de ferramentas e moldes. Este fabricante fornece brocas e blocos de brocas com incrementos de 0,10 mm, aos quais podem corresponder diferentes tamanhos de brocas cirúrgicas para um sistema de implantes. Além disso, é utilizada uma prensa de perfuração padrão de bancada para efetuar furos no molde de diagnóstico. Este artigo descreve um método para o fabrico de guias de brocas radiográficas/cirúrgicas para a colocação de implantes em pacientes parcialmente edêntulos.[41]

PROCEDIMENTO

1. Faça moldes de diagnóstico precisos utilizando hidrocolóide irreversível

2. Avalie cuidadosamente o local proposto para o implante, incluindo o espaço mesio-distal, o plano oclusal e o espaço interoclusal.

3. Adapte o material da moldeira de polimerização ligeira ao molde a partir dos aspectos lingual e oclusal, e determine, marque e molde o contorno cervico-gengival pretendido da coroa implantossuportada completa proposta no molde, referindo-se aos contornos dos dentes adjacentes.

4. Fabrique uma guia de preparação da crista do rebordo (RCP) polimerizando o material de polimerização ligeira durante 4 minutos numa unidade de polimerização ligeira.

5. Após o fabrico do RCP, oriente o molde num topógrafo dentário, aproximando o ângulo para a osteotomia cirúrgica proposta.

6. Desenhe uma linha reta no molde a 4 mm para lingual a partir da extensão vestibular proposta

da coroa terminada. Além disso, determine e marque a localização mesio-distal correcta do implante proposto com uma linha que é normalmente colocada na

centro do espaço edêntulo no aspeto mesio-distal. Observe a localização proposta para o implante, indicada pela intersecção das duas linhas de medição

(marcas buco-lingual e mesio-distal).

7. Depois de determinar a localização e a orientação do local proposto para o implante no molde de diagnóstico, leve o molde montado na mesa de inspeção para uma prensa de perfuração de bancada e faça um orifício correspondente à broca cirúrgica de implante mais pequena no local proposto para o implante, com cerca de 5 mm de profundidade, utilizando a prensa de perfuração.

8. Retire o este da mesa do topógrafo e coloque a broca do mesmo tamanho (haste de aço de lado liso) no orifício do molde.

9. Adapte o material de polimerização por luz ao molde e ao molde de broca a partir do aspeto lingual e polimerize o material durante 4 minutos na unidade de polimerização por luz.

10. Após a polimerização, retire o bloco de broca e a guia cirúrgica do molde e apare a guia conforme necessário.

11. Utilize o mesmo procedimento para fabricar sequencialmente guias de brocas de maiores dimensões, alargando o furo inicial, colocando a placa de broca correspondente e adaptando "O material de polimerização ligeira em cada fase, como descrito anteriormente".[41]

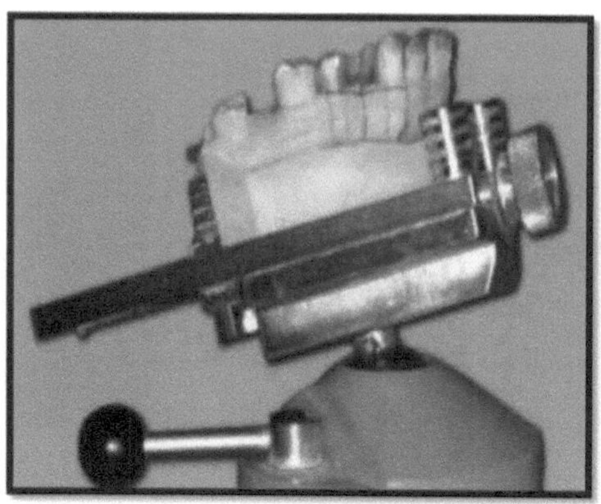

Fig. 44; molde num topógrafo dentário, aproximando o ângulo para a osteotomia cirúrgica proposta.

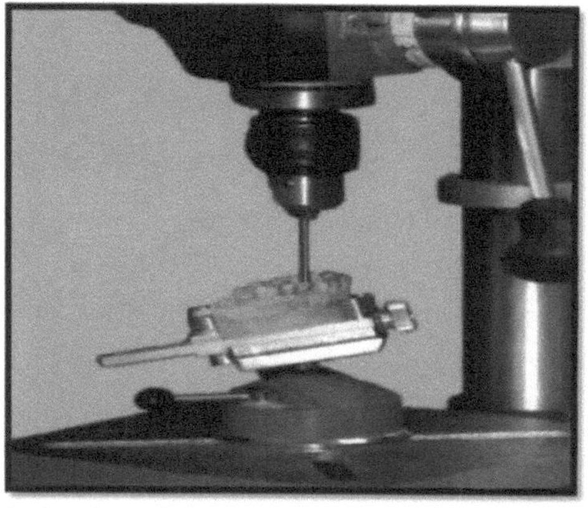

Fig. 45; Orifício de criação de pequenas dimensões no gesso, numa localização e angulação precisas.

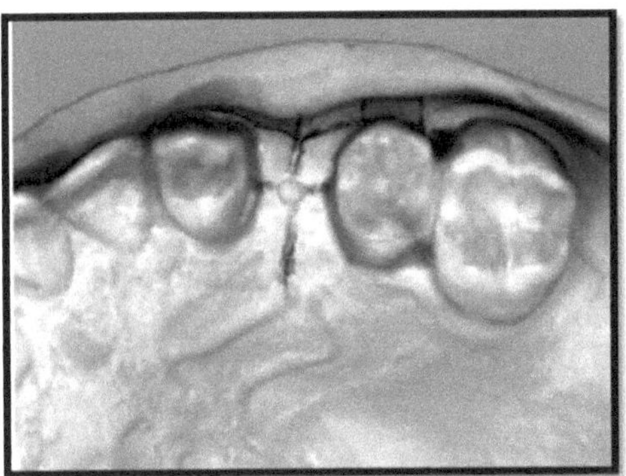

Fig. 46; Localização proposta para o implante, indicada pela intersecção das marcas buco-lingual e mesio-distal.

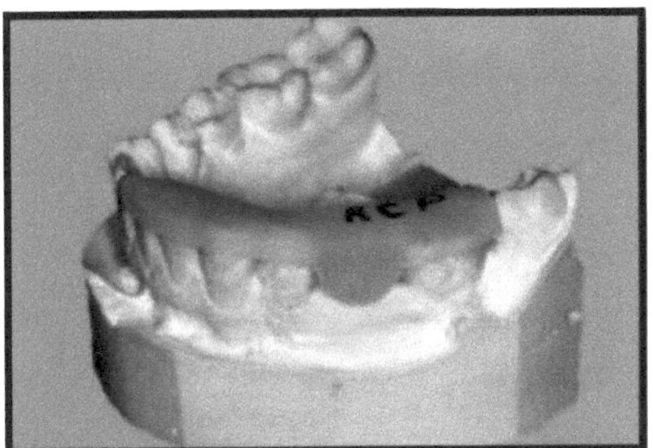

Fig. 47; Guia de preparação da crista do rebordo (RCP) através da polimerização do material de polimerização ligeira.

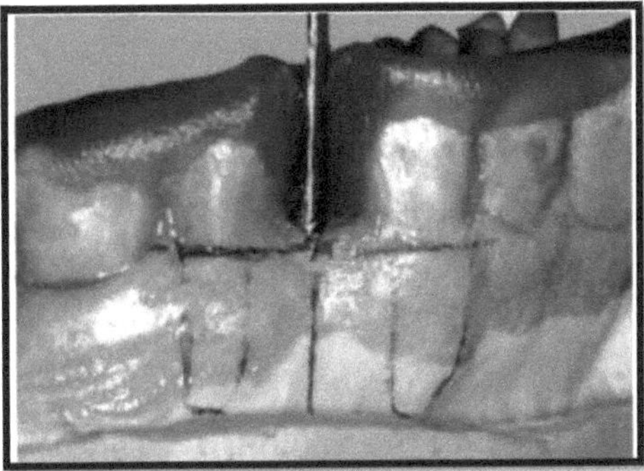

Fig. 48; Adapte o material de polimerização ligeira ao molde e ao molde de broca a partir da face lingual.

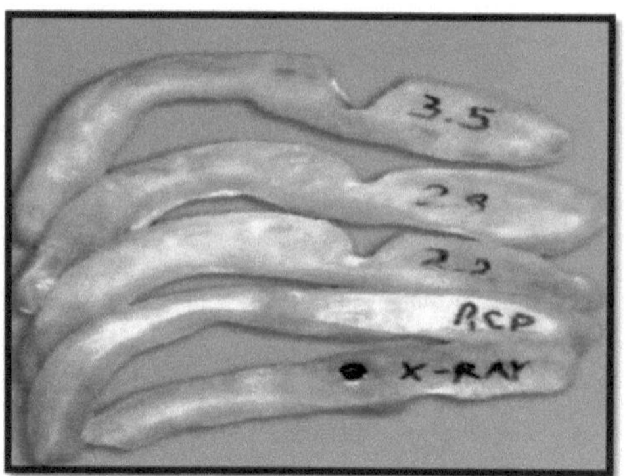

Fig. 49; Guias cirúrgicas fabricadas

11. Roger A. Solow - Modelo radiográfico-cirúrgico simplificado para a colocação de implantes múltiplos e paralelos.

É apresentado um método para fabricar uma férula radiográfica-cirúrgica (RST) que não requer a modificação da férula radiográfica para a férula cirúrgica quando são colocados vários implantes paralelos. O aparelho é concebido como um stent fixo e é facilmente alterado para um stent de posição variável quando os contornos ósseos ditam uma posição alternativa do implante.

PROCEDIMENTO

-Faça 2 moldes duplicados da arcada a ser restaurada a partir de moldes de diagnóstico montados num articulador em relação cêntrica na dimensão vertical de oclusão aceite

(VDO).

-Monte 1 conjunto de moldes duplicados com um registo de transferência de relação cêntrica no mesmo articulador na VDO estabelecida.

Equilíbrio oclusal completo e enceramento de diagnóstico para determinar os contornos protéticos finais.

• Duplique o enceramento de diagnóstico e forme almofadas de retenção com cera de placa de base no molde de pedra.

• Forme uma matriz de massa sobre o molde de pedra

• Reduza os dentes planeados para implantes até 0,5 mm acima da gengiva no molde de gesso. Remova as almofadas de retenção de cera e cubra o molde com Liquid Foil Separator. Verta a resina acrílica Jet transparente na matriz de massa para duplicar os contornos dos dentes planeados para os implantes. Volte a assentar a matriz no molde e processe a resina acrílica a 30 psi durante 10 minutos. Separe o RST do molde, remova o excesso com brocas de resina acrílica e efectue um polimento elevado com pedra-pomes.

-Delineie a margem cervical no modelo de gesso de cada dente planeado para implantes.

Desenhe linhas mesiodistais e faciolinguais para localizar o centro do local do implante.

Corte uma abertura de acesso de 3 mm no RST sobre estes pontos.

-Coloque uma marca de 1 mm de profundidade no centro de cada local de implante com uma broca redonda n.º 6.

Coloque uma haste de broca de peça de mão reta em cada apoio. Paralelize cada haste com a haste de inspeção, estabilize com o compósito fluido Starflow e polimerize ligeiramente.

Injecte Starflow à volta da haste no lado do tecido do RST e polimerize.

-Reduza o segundo molde duplicado até à gengiva para cada local de implante planeado.

Coloque o RST sobre este molde para comparar o contorno protético com o contorno gengival do rebordo residual. Pode inserir hastes de broca para demonstrar o destino da broca piloto.[42]

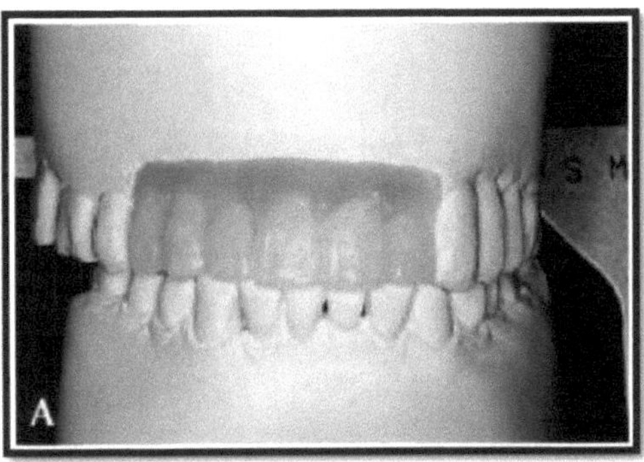

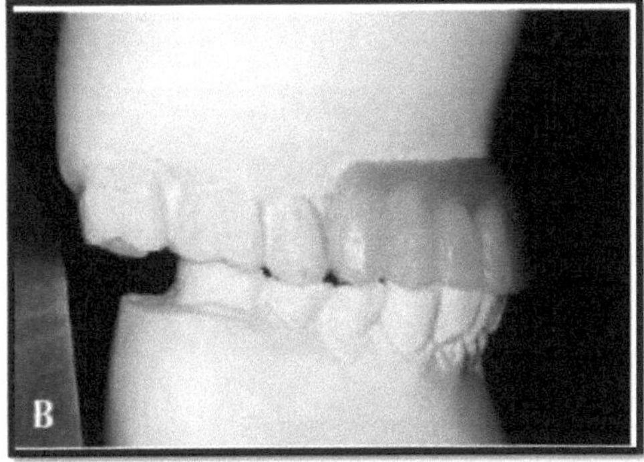

Fig.50 Enceramento de diagnóstico (A), vista frontal; (B), vista direita

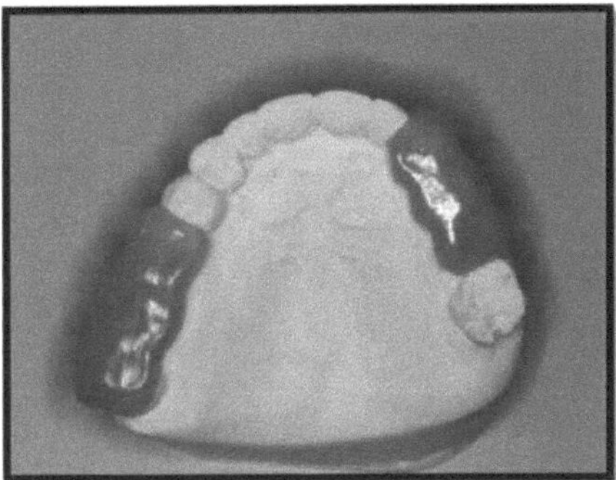

Fig. 51. Almofadas de retenção num duplicado de um molde de cera

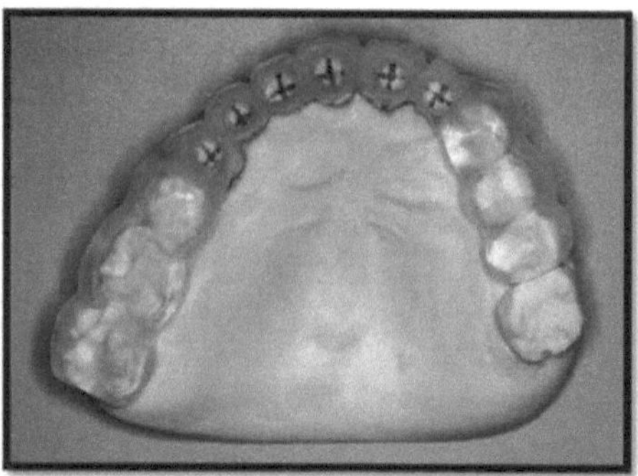

Fig. 52. Abertura de acesso sobre o local do implante na férula cirúrgica
Superfície gengival reduzida em 2 mm para visibilidade e irrigação externa

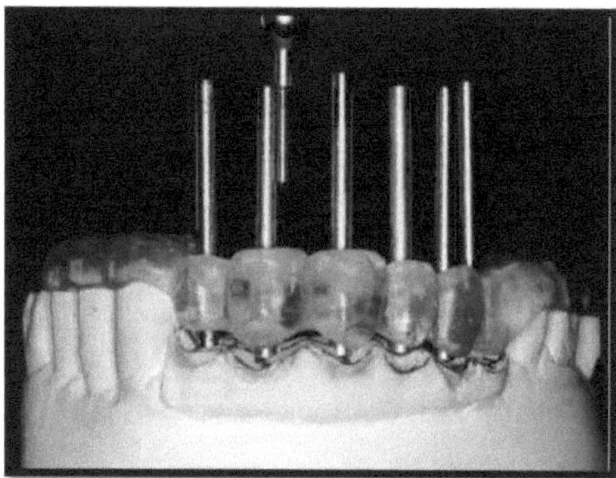

Fig. 53. Gabarito radiográfico-cirúrgico com haste de broca paralela às hastes de
inspeção

12. Um guia cirúrgico para o paralelismo mesiodistal exato de implantes na mandíbula edêntula posterior

Técnica

Obtenha moldes de diagnóstico de ambas as arcadas dentárias. Monte os moldes de diagnóstico num articulador semi-ajustável.

Faça uma impressão sobre o molde e a configuração de diagnóstico e verta os moldes em gesso dentário tipo Ill Apare o terço oclusal da prótese no molde duplicado. Para obter um posicionamento exato do implante, determine a localização dos orifícios de acesso tanto mesiodistalmente como vestibularmente. Delineie a angulação mesiodistal pretendida dos implantes ao longo do lado vestibular do molde e estabeleça um eixo de referência com um traçado.

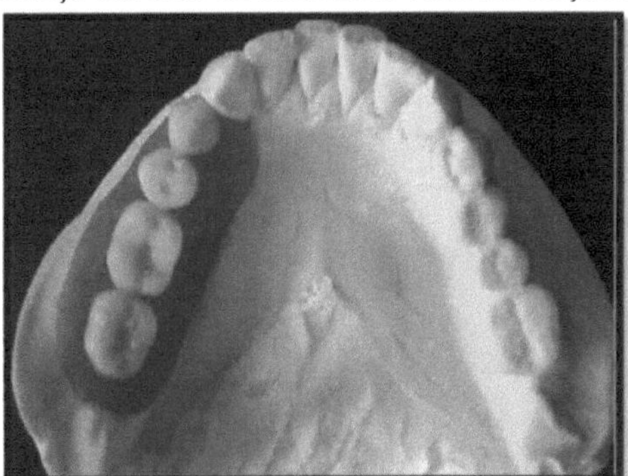

Fig 54: Enceramento de diagnóstico

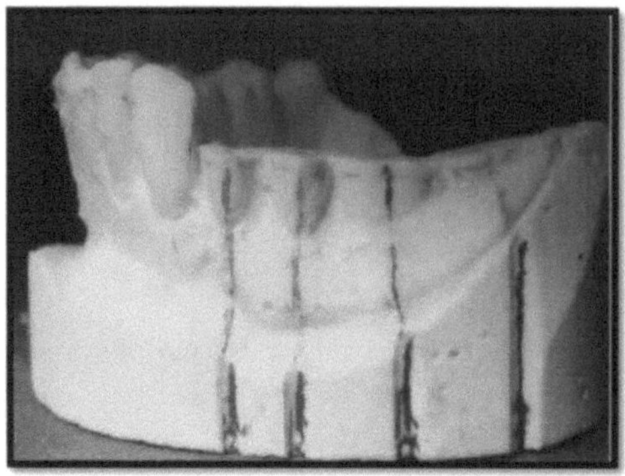

Fig. 55: Delineie a angulação mesiodistal pretendida dos implantes ao longo do lado bucal do molde e estabeleça um eixo de referência com o traçado.

Aplique cera utilitária para bloquear os espaços interproximais dos dentes. Coloque uma barreira de cera de 25 a 30 mm de altura a 3 mm de distância do lado lingual da prótese. Com uma resina acrílica autopolimerizável, fabrique uma guia cirúrgica convencional como um plano plano de 4 mm de espessura sobre a prótese fixa implanto-suportada. Construa um plano perpendicular adicional de resina acrílica no lado lingual.[43]

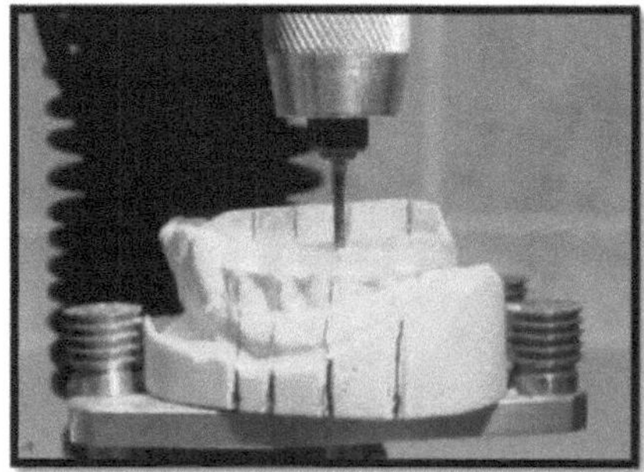

Fig:56 Perfuração de furos de guia

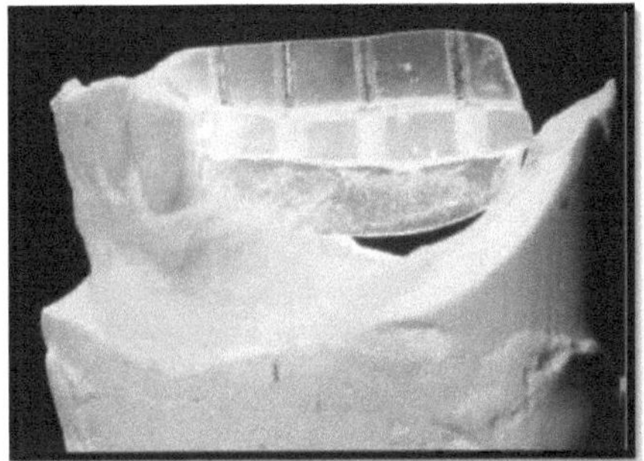

Fig:57 Guia cirúrgica convencional como um plano plano de 4 mm de espessura sobre a prótese fixa suportada por implantes

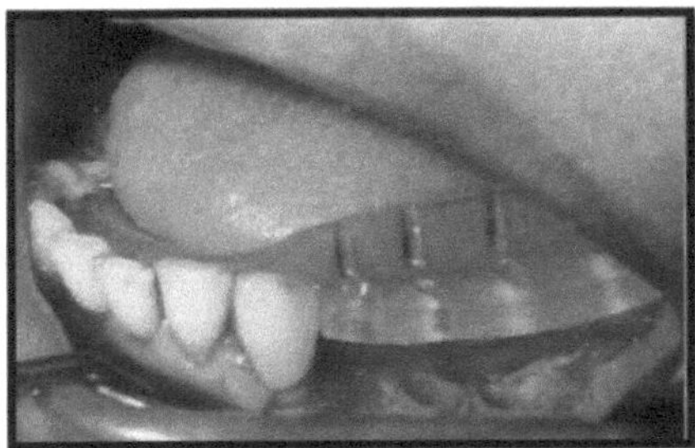

Fig:58 Plano perpendicular de resina acrílica no lado lingual

Summary of Techniques for fabricating conventional guides					
Author	**Materials for fabrication**	**Radiographic marker used**	**Imaging system used**	**Conversion process**	**Indication/advantages**
Engelman et al (1988)	Autopolymerising acrylic resin	Metal bearing	Panoramic radiography	Remove lingual surface leaving only facial surface of the teeth in proposed implant site	Inexpensive, easy, improved visibility, external irrigation.
Adrian et all (1992)	Autopolymerising acrylic resin	Lead foil over maxillary and mandibular incisors	Lateral cephalography	Determine implant trajectory and location using radio opaque images, use cephalometry tracing paper, protractor, surveyor, to replace these details in resin plane using maxilla and mandible.	Guides, implant position, trajectories, serves as bite block, retracts the tongue and flap allows sterile field lessens chance of titanium contamination.
Tarlow (1992)	Acrylic resin duplicate denture, vacuum formed thermoplastic matrix over duplicate denture			Remove anterior lingual portion of matrix, remove anterior labial portion of duplicate denture.	Indicated in anterior edentulous mandible. matrix dictates implant location and angulation with minimal interference to surgical access.

Espinosa, Marino et al (1995)	Heat polymerising acrylic resin	Dual curing composite resin mixed with coloured chalk	CT	Trim buccal side of the template	Indicated in partially edentulous patients.
Stellino er al (1995)	Acrylic resin provisional FPD	Gutta percha	CT	Remove gutta percha from the channels in the pontic.	Alternative for removable radiologic template where a provisional FPD bridges at the implant site.
Pesun and Gardner(1995)	Vacuum formed thermoplastic	Gutta percha	CT	Reduce vertical height of the guide	Indicated in severely worn dentition.
Takeshita et al (1997)	Denture base autopolymerising acrylic resin. teeth mix powder consisting of 4:1 ratio of resin polymer and barium sulphate.	Stainless steel tube	Panoramic radiography	Remove the sprues	Barium sulphate depicts the outline of predesigned superstructure. stainless steel tubes represent location and inclination of intended implant placement.
Sicilla et al (1998)	Orthodontic wires and autopolymerizing resin.	Contrast blocks, gutta percha blocks	CT	Using wire, create 2 profiles of the missing teeth-occlusal & gingival. Join these to acrylic resin block to make template solid and self-restraining feature.	Profile mark the vestibular mesiodistal limit of the teeth, the profile replaces buccal surface of the template.

Author	Materials for fabrication	Radiographic marker used	Imaging system used	Conversion process	Indication/advantages
Minoretti et al (2000)	Vacuum formed thermoplastic matrix or autopolymerising acrylic resin.	Guide sleeve		Insert kirschner wire through mucosa, bone using dental handpiece, fit guidance cylinders fitting trephine drill to the guide wire.	Indicated in the completely edentulous patient or in augmented alveolar ridges where template position after flap reflection is difficult, improves precision of implant placement, improving guidance during drilling process.
Ku and Shen (2000)	Vacuum formed thermoplastic matrix mixed with autopolymerising acrylic resin	Gutta percha	CT	Remove marker and carbide bur	Single implant therapy or short span implant supported prosthesis.
Becker & Kaiser (2000)	Vacuum formed thermoplastic matrix (0.02 inch) orthodontic resin.	5/32- & 3/16- inches brass tube		Attach 3/16in. tube to the template 5/32in. tube guides the pilot drill.	Precise surgical guide resulting in functionally and aesthetically pleasing restoration.
Cehreli et al (2000)	Vacuum formed thermoplastic matrix (2*125 mm)	Pins (1mm diameter)	CT	Fabricate 2 acrylic template covering only residual ridges with guide channels of 2mm diameter inner lamina: Remove foil covering edentulous ridges, secure bur ends	Posterior maxillary region with |poor bone density; outer lamina contains radiopaque markers for radiographic evaluation and verify alignments of implants inner lamina accepts 2 removable Surgical guides bilaterally.

				bilaterally guides, insertion of the removable surgical acrylic resin template, outer lamina removes palatal portion, prepare occlusal hole.	
Almog et al vertical lead strip guide (2001)	Custom tray material/ autopolymerising resin with vacuum formed thermoplastic matrix	Lead strips (2mm) vertically on the lingual palatal wall of the buccal access groove		Remove Lead strip	Surgical Osteotomy but more error in the buccolingual placement.
Almong et al gutta percha guide (2001)	Custom tray material / autopolymerising resin	Gutta percha	CT	Remove gutta percha	Surgical osteotomy allowing for some surgical latitude in preparation of the osteotomy site.
Almog et al metal sleeve guide (2001)	Custom tray material/ autopolymerising resin	Metal guide sleeve	CT		Precise surgical osteotomy guide
Cehreli et al (2002)	Autopolymerising acrylic resin	Pins 1 mm diameter	CT	Attach internally stacked stainless steel guides.	Place implants in low density bone dual purpose guide incorporating 3 drill guides.

Akca et al (2002)	Autopolymerising acrylic resin		Used when CT is not required for evaluation of buccolingual angulation of available bone	Construct 4 mm thick flat horizontal plane; construct perpendicular resin plane on lingual side of the flat plane; prepare guide channels; transfer mesiodistal reference axis to the perpendicular part.	Indicated in posterior edentulous mandible; reference axis on the perpendicular plane guides mesiodistal implant angulation; retract the mucoperiosteal flap lingually which improve site visualization.
Mcardle (2002)	Vacuum formed thermoplastic matrix; light cured restorative material			Restorative material forms guide core prepares centre guide channel	Single tooth implant supported restorations; flexible material
Koyanagi (2002)	Autopolymerising acrylic resin	Orthodontic wire, stainless steel ball, gutta percha point	CT	Laser weld orthodontic round tube to the front cap of a latch type contra angle handpiece.	Template guides the head of the contra angled handpiece, preventing the drill from contacting the template; allows objective assessment and determination of implant location, inclination and depth for individual treatment cases.

Kopp et al (2002)	Autopolymerising acrylic resin	Silicone impression material	CT	Remove silicone markers; remove buccal/lingual portion of the surgical template.	Silicone markers: clear radiopaque markers that donor create artifact in CT scanning.
Windhorn (2004)	Light polymerising custom tray material			Use wooden stick as reference for moulding resin around handpiece head	Wooden stick stimulates implant location and angulation 2-piece implant placement guide
Al harbi And verret (2005)	Autopolymerising acrylic resin		CT of arch prior to extraction treatment planning using simplant software	Transfer planning data to surgical guide using milling machine; trim occlusal surface and buccal flange; maintain 5mm coronaviral thickness of resin	For immediate implant placement following complete arch odontotomy; stable guide following staged tooth extraction.
Arfai and kiat (2007)	Autopolymerising acrylic resin	Brass rod (3/32 inch)	Periapical radiography	Remove the rods	Placement of multiple implants in adequate osseous structures; dental surveyor improves accuracy.

Author	Materials for fabrication	Radiographic marker used	Imaging system used	Conversion process	Indication/advantages
Wat et al (2008)	Autopolymerising acrylic resin mixed with barium sulfate (4:1)	Barium sulfate cylindrical channels drilled at the proposed implant sites in radiographic template.	CT	Remove non salvageable teeth to modify guides; place guides on the mounted casts; connect to the record base fabricated on the opposite arch using embedded stainless rods ands and tubes.	Convenient economical, less traumatic, stable for edentulous arch opposing a partially edentulous arch compatible with all implant system.
Oh and saglik (2008)	Auto polymerising acrylic resin (DRPD) attach vacuum forming thermoplastic matrix (1mm) to the DRPD using acrylic resin			Trim buccal and lingual denture base extensions prepare guide channels in the middle of acrylic resin teeth with buccal windows	Thermoplastic sheet engages the remaining dentition, assists in an orientation and maintains the DRPD to serve as a surgical template permits stable intraoral placement of denture for successful implant placement.
Annibali et al (2009)	Autopolymerising acrylic resin	Stainless steel titanium cylinders	Panoramic periapical radiograph	Cylindrical marker the pilot drill guides	Uses silicone matrix that depicts the emergence profile.

ORIENTAÇÃO CIRÚRGICA AVANÇADA

O diagnóstico e o planeamento de implantes para casos complexos com limitações anatómicas e má qualidade óssea podem agora ser avaliados utilizando técnicas radiográficas sofisticadas. Embora o posicionamento preciso tenha sido reconhecido há muito tempo como um objetivo importante, a transferência de informações detalhadas para a fase cirúrgica tem sido, na melhor das hipóteses, uma tarefa difícil. Deve ser utilizado um guia cirúrgico para garantir um posicionamento preciso. Estudos demonstram que a modificação da guia radiográfica para uma guia cirúrgica permite uma precisão inferior a 1 mm no ápice do implante e um bom controlo da angulação. No entanto, estes estudos pré-clínicos e clínicos não assumem qualquer modificação da angulação em relação ao alinhamento protético ideal. Como discutido anteriormente, as angulações têm frequentemente de ser modificadas para ter em conta as limitações anatómicas. Até há pouco tempo, não existia nenhum método para transferir com precisão uma posição ideal do implante para uma guia cirúrgica, especialmente se o eixo longo dos dentes de diagnóstico não pudesse ser utilizado. Para aperfeiçoar a orientação cirúrgica, foram aplicados desenvolvimentos inovadores em tecnologia de software e técnicas de fabrico para fabricar modelos altamente precisos.

Mais recentemente, foi introduzida a navegação cirúrgica pré-operatória[24,26] assistance, com potencial para uma aceitação mais alargada num futuro próximo. Estas tecnologias permitem um posicionamento mais preciso do implante, garantindo a transferência do planeamento do implante para o campo cirúrgico e forçando as brocas cirúrgicas para uma posição estável. Estas tecnologias também abrem caminho a novas técnicas cirúrgicas, como as osteotomias sem retalho, melhorando simultaneamente o tempo operatório:

Requisitos :[49]

Os guias cirúrgicos avançados requerem

Tomografia computorizada (TC) como pré-requisito para a análise, devido à precisão superior da TC em comparação com todas as outras técnicas radiográficas.

A renderização de software que inclui dados de TC e planeamento de implantes pode ser exportada posteriormente para software de desenho assistido por computador (CAD).

Recomenda-se vivamente a utilização de **modelos escanográficos** com visualização precisa dos dentes de diagnóstico para visualizar o plano protético juntamente com a topografia óssea.

TIPOS:

De acordo com Jung et al, a orientação cirúrgica avançada pode ser classificada em duas categorias.

- Fabrico de guias assistido por computador, utilizando o planeamento virtual das posições dos implantes. As guias são entregues aos cirurgiões antes do procedimento e não é possível qualquer modificação durante a cirurgia. Também conhecido como sistema "baseado em modelos" ou "estático".

Com a utilização de técnicas de navegação, não há orientação da broca, mas o software fornece feedback em tempo real ao cirurgião para comparar a execução com o planeamento. Assim, é possível efetuar alterações durante a cirurgia, se necessário. Também conhecidos como sistemas "dinâmicos". [24,26,31]

GUIA CIRÚRGICO BASEADO EM CAD/CAM ,[4748],[49]

A tecnologia CAD/CAM utiliza dados de tomografia computorizada (TC) para planear a reabilitação com implantes. As imagens de TC são convertidas em dados que são reconhecidos por um software de planeamento e imagens de TC. Este software transfere então este plano pré-cirúrgico para o local da cirurgia utilizando guias de perfuração estereolitográficas. As guias cirúrgicas baseadas em C AD/C AM oferecem muitas vantagens. Por exemplo, as vistas virtuais tridimensionais (3D) da morfologia óssea permitem ao cirurgião visualizar o local cirúrgico do osso antes da colocação do implante; são evitados riscos como o suporte ósseo inadequado ou o comprometimento de estruturas anatómicas importantes; a incorporação do planeamento protético utilizando um modelo scanográfico permite que o tratamento seja optimizado do ponto de vista protético e biomecânico[35] ; e a técnica promove cirurgias sem retalho, permite a construção pré-cirúrgica do molde mestre e das restaurações provisórias e facilita a carga imediata.[36] A precisão da tecnologia CAD/CAM no planeamento de implantes dentários e a transferência previsível do plano pré-cirúrgico para o local da cirurgia foram documentadas.[37-46] No entanto, a eficácia ainda não se tornou um facto estabelecido e ainda necessita de investigação contínua. Esta técnica tem alguns inconvenientes. É necessária uma formação especial para se familiarizar com todo o sistema e equipamento especial.

Além disso, foi observado um número considerável de complicações relacionadas com a técnica. As várias complicações registadas estavam relacionadas com um planeamento impreciso, erro radiográfico do stent, erros intrínsecos durante a digitalização, planeamento do software, prototipagem rápida do stent guia e transferência de informações para as próteses. No entanto, se o médico reconhecer estas fontes de imprecisão, podem ser feitos esforços para minimizar o erro e otimizar o tratamento do doente.

Vantagens

• Colocação exacta dos implantes.

• Conservação das estruturas anatómicas.

• A tecnologia tridimensional permite uma avaliação precisa de pontos anatómicos, como o tamanho do seio maxilar no maxilar superior e a localização do

nervo alveolar no maxilar inferior.

• Análise precisa da topografia óssea

• Fornece informações sobre o tamanho, a direção e a localização do osso para um posicionamento preciso dos implantes.

• Elevada precisão observada de 0,1 mm.

• Redução do tempo de exposição cirúrgica.

• Cirurgia menos invasiva, sem retalhos e, por conseguinte, com menor probabilidade de inchaço

- Menos esforço pós-operatório para o dentista e o paciente

- Transparência do material que permite ver através do modelo

- Para resumir o processo de fabrico de estereolitografia

- É efectuado um procedimento de tomografia computorizada com um modelo radiográfico fabricado com um marcador radiopaco no local.

Desvantagens

- Falta de visibilidade e de controlo tátil durante o procedimento cirúrgico

- Uma abertura insuficiente da boca compromete o procedimento cirúrgico

- Risco de lesão de estruturas anatómicas vitais

CONCEPÇÃO E FABRICO DE GUIAS CIRÚRGICOS ASSISTIDOS POR COMPUTADOR[24],[26]

Procedimento:

- Fabrico de um modelo radiográfico,

- O procedimento de tomografia computorizada.

- Planeamento de implantes utilizando software interativo de planeamento cirúrgico de implantes.

- Fabrico de modelos cirúrgicos. - Procedimento cirúrgico.

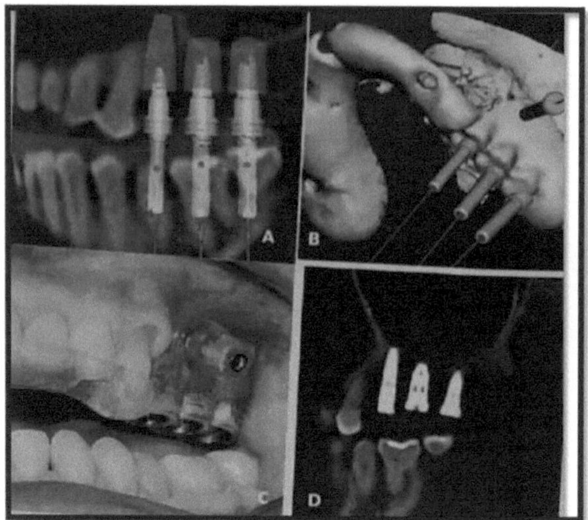

Figura 59, A: Radiografia com enceramento de diagnóstico,

Figura 60, B: Guia cirúrgica fabricada em CAD CAM,

Figura 61, C: Guia preparada colocada intra-oralmente

Figura 62, D: Imagem pós-operatória

- Fabrico de um modelo radiológico

Um modelo radiográfico permite ao médico visualizar a localização dos implantes planeados do ponto de vista da restauração [15]

Trata-se de uma réplica exacta do resultado protético final pretendido. Vários marcadores radio-opacos, tais como bolas e tiras de guta-percha, pinos e tubos metálicos, vernizes radio-opacos e folhas de chumbo ou sulfato de bário em pó de resina, ajudam a determinar a localização do implante.[15,16]

Ao criar um enceramento de diagnóstico ou ao duplicar uma prótese existente, pode fabricar o modelo radiográfico. Durante o seu fabrico, é registada a posição cêntrica e a dimensão vertical adequadas do paciente. É fabricado um índice interoclusal de vinilpolissiloxano, que pode ser utilizado posteriormente para estabilizar a férula cirúrgica.

- O procedimento de tomografia computorizada [5]

A tomografia computorizada (TC) é considerada mais exacta do que a tomografia convencional, uma vez que apresenta uma ampliação uniforme. A técnica de TC dentária, denominada Dentascan, foi desenvolvida por Schwarz et al. em 1987. Quando a tomografia computorizada ou, mais especificamente, a tomografia computorizada de feixe cónico ou CBCT (imagens de raios X em 3D) é utilizada no pré-operatório para identificar com precisão as estruturas vitais, que incluem o canal alveolar inferior, o forame mental e o seio maxilar, as probabilidades de complicações podem ser reduzidas, tal como o tempo de cadeira e o número de consultas. A tomografia computorizada de feixe cónico, em comparação com a tomografia computorizada médica tradicional, utiliza menos de 2% da radiação, proporciona maior precisão na área de interesse e é mais segura para o paciente. A TCFC permite ao cirurgião criar um guia cirúrgico, que lhe permite colocar o implante com precisão no espaço ideal[10] .

A TC helicoidal, juntamente com os avanços na estereolitografia, permitiu o desenvolvimento de um guia cirúrgico processado por CAD/CAM que pode ser colocado no local ósseo. Mas recentemente, a TC de feixe cónico tem sido recomendada para imagiologia dentária, uma vez que permite a identificação de pontos de referência anatómicos e proporciona uma elevada precisão e baixos níveis de exposição à radiação[5] .

Procedimento de controlo duplo

Van Steenberghe D et al. introduziram a utilização do procedimento de varrimento duplo para a integração do modelo radiológico no modelo craniofacial. É utilizada uma técnica de varrimento duplo para adquirir os dados de TC. Podem ser utilizados scanners de TC em espiral ou scanners de TC de feixe cónico. A aquisição de dados da tomografia computorizada tem de ser compatível e com cortes adequadamente detalhados de cerca de 0,4 mm - para adquirir imagens dos maxilares que estão a ser tratados.

O primeiro exame é realizado com o doente a usar a prótese de digitalização e com o índice de mordida no lugar, assegurando a colocação correcta da prótese e a disposição dos dentes durante o exame. O segundo exame é então efectuado apenas com a prótese de digitalização a ser posicionada no scanner de TC, na mesma orientação em que estava durante o primeiro exame. Após os procedimentos de tomografia computorizada, o índice de mordida é preservado para o procedimento laboratorial seguinte.

- Fases do planeamento de implantes [12,48,49]

O software de planeamento de implantes não só permite uma visualização tridimensional sem distorções do maxilar em vistas axiais, sagitais, coronais, panorâmicas e transversais, como também produz reconstruções tridimensionais reformatadas.

O software de computador utiliza os marcadores

radiopacos que foram colocados na prótese de digitalização, para efetuar uma fusão precisa das duas digitalizações separadas. O resultado desta fusão é uma representação exacta da estrutura óssea do paciente e da prótese de digitalização no espaço 3D. Nesta altura, o procedimento cirúrgico virtual pode ser realizado.

Em 1986, Fellingham et al demonstraram pela primeira vez a utilização de gráficos interactivos e modelação 3D para planeamento cirúrgico, próteses e conceção de implantes. Ao utilizar o software, a equipa dentária pode selecionar implantes de comprimentos e diâmetros específicos a partir de uma base de dados da maioria dos implantes disponíveis no mercado e pode reproduzir uma réplica 3D de dimensões exactas no local pretendido no modelo informático do maxilar do paciente.

Exemplos de tais programas de software são:

Cirurgia de implantes guiada por computador

Static system using rapid prototyping technology	Static system using CDD
<ul><li>Cyrtina Guide (Oratio, Netherlands)</li><li>DentalSlice (BioParts, Brazil)</li><li>ILUMA DigiGuide (IMTEC, USA)</li><li>Oralim Oral Implant Planning</li><li>System (Medicim, Belgium) Implant</li><li>Master and Scan2Guide (I-Dent Imaging, USA)</li><li>Simplant Master, Simplant Planner,</li><li>Simplant Pro (Materialize Dental, Belgium)</li></ul>	<ul><li>Easy Guide (Keystone Dental, USA)</li><li>GPIS (GPI Technology, Germany)</li><li>Impla 3D (Schutz Dental Group)</li><li>In Vivo Dental and AnatoModel (Anatomage, USA)</li><li>Implant 3D (Med3D, Switzerland)</li><li>NobelGuide (Nobel Biocare, USA)</li><li>VIP (Implant Logic Systems, USA)</li></ul>

Sengul, CCD - Perfuração accionada por computador; VIP - Colocação virtual de implantes

Este software de planeamento 3D permite uma visualização sem distorções do osso maxilar em quatro vistas: axial, transversal, panorâmica e dados reformatados em 3D. Permite a visualização em 3D de todas as estruturas anatómicas que se encontram no interior do osso e da prótese. Segue-se um fluxograma que mostra o procedimento que é seguido após a obtenção dos dados:

Computer simulation is complete

↓

Saved as sim file and send for processing via mail

↓

File transfers geometrical information in form of minute triangles

↓

Triangles act as interface of SLA apparatus

O software de planeamento de implantes tem também as seguintes vantagens.

• Planeamento digital e fabrico de um wax up virtual, posição do implante, desenho do pilar, guia cirúrgico, restauração provisória, bem como restauração final.

• Permite a pré-determinação do tamanho do implante, do pilar e da restauração provisória.

• Evita possíveis complicações ao realçar as imprecisões na seleção do tamanho ou da posição do implante, durante o planeamento virtual, que podem ser facilmente rectificadas com o software Auxilia na antecipação, orientação e planeamento de procedimentos como alveolectomia, alveoloplastia, posicionamento de implantes em situações com limitações anatómicas, visualização da quantidade de osso disponível em cada área e ajuda na seleção do local doador ideal para enxertos ósseos, localização do enxerto, forma e volume do enxerto, técnica de levantamento do seio maxilar e colocação de implantes numa só cirurgia, tratamento de maxilares atróficos e colocação de implantes trans zigomáticos, etc.

• Permite o armazenamento do plano de tratamento e de todos os outros dados dos pacientes no computador É possível a demonstração do plano de tratamento virtual ao paciente.

Embora estes programas de software tenham facilitado a colocação exacta de implantes, também existem certas limitações associadas aos mesmos:

• Necessita de tempo para compreender o funcionamento do software Custo de investimento elevado

• Requer uma localização exacta de marcadores naturais ou fiduciais em dados de imagem e realidade para um registo preciso do doente.

FABRICO DE MODELOS CIRÚRGICOS

1. <u>UTILIZANDO ESTEREOLITOGRAFIA</u>

PROCESSO:

A máquina de prototipagem rápida que utiliza o princípio da estereolitografia é utilizada para fabricar os modelos estereolitográficos. A SLA é constituída por uma cuba que contém uma resina líquida foto-polimerizada. Um laser montado na parte superior da cuba move-se em incrementos transversais sequenciais de 1 mm, que correspondem aos intervalos de corte especificados. Durante o procedimento de formatação do TC, o laser polimeriza a camada superficial da resina em contacto. Uma vez terminado o primeiro corte, uma mesa mecânica que se encontra imediatamente por baixo da superfície desce I mm, levando consigo a camada de resina previamente polimerizada do modelo. O laser polimeriza agora a camada seguinte que se encontra por cima da camada anteriormente polimerizada. Desta forma, pode ser criado um modelo estereolitográfico completo do modelo. Aproximadamente 80% da polimerização total é completada na cuba; os restantes 20% podem ser completados numa unidade convencional de cura por luz ultravioleta. Os modelos cirúrgicos são fabricados de forma semelhante. São construídos sobre a anatomia da superfície do modelo estereolitográfico e estão ligados a este por uma série de triângulos minúsculos que são posteriormente removidos durante o processo de acabamento.

A máquina SL também lê o diâmetro e a angulação dos implantes simulados e polimeriza seletivamente a resina que os envolve, formando uma guia cilíndrica que corresponde a cada implante.

Um técnico remove os triângulos de resina de suporte e liga os tubos de aço inoxidável de grau cirúrgico à guia cilíndrica. Desta forma, são gerados gabaritos cirúrgicos que assentam diretamente no osso e têm mangas metálicas que correspondem a cada local de fixação.

São necessários dois conjuntos de gabaritos cirúrgicos que

contêm diferentes diâmetros de manga, que correspondem ao tamanho incremental da broca de osteotomia que está a ser utilizada. A profundidade exacta, a angulação e o posicionamento mesiodistal e vestibulolingual de cada implante, tal como planeado durante a simulação por computador, são pré-programados na matriz[2,6,1] 5. As janelas na face vestibular permitem o acesso para irrigação externa. Utilização em procedimentos cirúrgicos.

Os modelos podem ser esterilizados utilizando as técnicas mais comuns sem perda de propriedades. Estas incluem vapor a baixa temperatura e formaldeído a 80°C. O próprio molde foi fabricado a partir de resina stereocol (Zeneca Specialties, Blackley, Manchester, Reino Unido), que é uma resina fotopolimerizada e foi aprovado pela #DA para guiar com precisão as brocas de osteotomia.

PROCEDIMENTO CIRÚRGICO

No momento da cirurgia, a férula estereolitográfica é colocada diretamente no osso. A topografia única da superfície do osso, registada pela TAC e incorporada na férula SL, permite um ajuste preciso sem necessidade de fixação externa. Após a colocação do modelo, são efectuadas as osteotomias. A configuração das mangas, em relação à broca, é tal que só existe uma direção para o movimento axial. Uma vez colocados os implantes, segue-se o protocolo convencional, de acordo com o sistema de implantes utilizado. [23,27,25]

2. UTILIZAÇÃO DE IMPRESSORAS 3 - D

A abordagem adoptada pela i-dent Imaging (Fort Lauderdale, Flórida) é que o software importa dados de TC, fornece planeamento virtual de implantes e é capaz de exportar um ficheiro de computador para uma impressora 3D. O processo requer a digitalização por TAC do paciente com uma guia escanográfica colocada, bem como a digitalização do aparelho. Esta guia, feita pelo técnico de prótese dentária, deve conter marcas de guta-percha simplesmente inseridas no acrílico no final da preparação da guia.

O objetivo da digitalização dupla é fazer corresponder os dados do doente a um guia de digitalização preciso, que é depois utilizado para enviar informações para a impressora 3D.

A impressão tridimensional tem a vantagem de ser financeiramente acessível aos laboratórios dentários.[22]

3. <u>MÉTODO DE FRESAGEM POR COMPUTADOR</u>

Métodos alternativos (Compu-Guide, Implant Logic Systems, Cedarhurst, N.Y. e CAD Implant, Burlington, Massachusetts) utilizam a perfuração de guias[12] .

Necessita da incorporação de marcadores metálicos em locais específicos na guia escanográfica que é fornecida pelo fabricante. Depois de as guias serem devolvidas e utilizadas durante a tomografia computorizada, o dentista cria um plano cirúrgico utilizando um software de forma tradicional. O dentista devolve então o plano, o modelo e o modelo escanográfico para conversão do modelo em guia cirúrgica.

Para conseguir a transferência do plano, o modelo é colocado numa máquina de fresagem controlada por computador, que faz corresponder os pontos de referência fiduciais às suas imagens digitalizadas por TC.

O plano é então transferido para a guia utilizando uma prensa de perfuração accionada por computador. São então adicionadas mangas de guia metálicas para uma orientação ideal da broca cirúrgica.

Neste sistema, é fabricado apenas um modelo, mas as guias de broca com diâmetros incrementais são inseridas em cilindros mestres receptores. Finalmente, a guia cirúrgica é convertida numa restauração provisória para casos de carga imediata.

4. <u>NAVEGAÇÃO CIRÚRGICA</u>

A cirurgia guiada por imagem, inicialmente desenvolvida para aplicações médicas, foi recentemente introduzida na implantologia dentária. A proximidade do campo cirúrgico e o difícil acesso conduziram à necessidade de orientação por computador em aplicações médicas e a colocação de implantes dentários pode beneficiar destas tecnologias, oferecendo uma avaliação pré-operatória em 3D das osteotomias.

Os principais componentes deste sistema são:

i) . Um acessório de peça de mão

ii) . Uma fixação do maxilar do paciente

iii) . Um carrinho de sistema constituído por câmaras, um computador e um monitor com um robusto software X guide.

À semelhança das técnicas descritas anteriormente, é necessária uma tomografia computorizada. O guia de escanografia inclui marcadores fiduciais para cruzar as posições dos maxilares com a tomografia computadorizada e o planeamento virtual de implantes através de software. Para a cirurgia, a peça de mão está equipada com um dispositivo de posicionamento 3D, como um digitalizador eletromagnético ou díodos emissores de luz. São também necessários marcadores extra-orais ligados à guia cirúrgica, para que o computador possa analisar as posições do maxilar e da peça de mão entre si.

A reavaliação contínua das localizações e a correspondência com os dados da tomografia computadorizada durante a cirurgia permitem a visualização das osteotomias e a comparação entre o planeamento e a perfuração. Alguns sistemas informáticos estão equipados com avisos sonoros ou visuais quando as osteotomias se desviam do planeamento ou quando uma estrutura vital está prestes a ser introduzida.

Um exemplo desta aplicação é comercializado sob o nome IGI (Image Guided Implantology, DenX, Jerusalém, Israel). Para realizar uma cirurgia com este sistema, é necessário processar uma TAC na presença de um modelo escanográfico ligado a um dispositivo de registo de arcada fabricado. Os dados da TAC são então transferidos para um software personalizado e o planeamento dos implantes é efectuado utilizando implantes virtuais.

Antes da cirurgia, o dispositivo de registo é reposicionado e é realizado um processo de correspondência preliminar através da localização de marcadores radio-opacos. Tanto o dispositivo de registo ligado ao doente como a peça de mão possuem díodos emissores de luz (LEDs) que podem ser localizados no espaço através de câmaras de infravermelhos montadas por cima da cadeira dentária. Uma vez efectuado este registo, a cirurgia pode ser iniciada utilizando o corpo de referência para localizar o maxilar do doente e a peça de mão equipada com o díodo para localizar os movimentos do cirurgião.

Um ecrã de computador apresenta o posicionamento em tempo real da broca nos planos mesiodistal, vestibulolingual e coronoapical. Em pacientes edêntulos, têm de ser colocados implantes provisórios devido à necessidade de obter uma guia de referência estável que contenha os marcadores.

Outro sistema semelhante é o **Virtual Scope (Areall, Neuilly-sur-Seine, França)**, que possui um método de registo avançado que permite a eliminação de marcadores de posicionamento durante o exame de TC. A justificação para não utilizar pontos de referência radiopacos fiduciais no modelo escanográfico é que, embora seja possível fazer a correspondência entre os marcadores e a respectiva imagem de TC, uma pequena distorção ao seu nível pode tornar-se uma grave incompatibilidade à distância dos mesmos.

Em vez disso, este sistema oferece uma captura 3D em tempo real da arcada através de uma sonda de ultra-sons. O mapeamento da imagem clínica pode ser combinado com os dados digitalizados por TC e atualizado continuamente, criando assim um registo preciso independente de um guia. As bandeiras são fixadas na peça de mão e na sonda de ultra-sons e a sua posição no espaço é localizada por dois conjuntos de câmaras acima do cirurgião. A tomografia computadorizada reformatada, o plano de implante e a posição real da broca são sempre visualizados através de óculos usados pelo cirurgião.

Em versões futuras, um braço semirrígido também será ligado à peça de mão para que a posição e o ângulo sejam guiados pelo computador enquanto o cirurgião aplica a pressão. Além disso, será utilizada uma abordagem de registo semelhante para as radiografias periapicais. A posição do suporte da película será registada em relação a um espaço edêntulo. Serão tiradas várias películas em vários ângulos e o computador será capaz de criar uma vista 3D do local, eliminando assim a necessidade de um tomograma ou de uma TAC para restaurações de implantes de pequena dimensão.

Estas promissoras tecnologias guiadas por computador estão atualmente em desenvolvimento, embora a maioria já seja comercializada. Os fabricantes reivindicam uma precisão inferior a 1 mm na entrada da osteotomia e um elevado controlo das angulações. Utilizando a abordagem de localização por LED e um sistema de rastreio, Wanschitz et al. efectuaram um teste in vitro da precisão e concluíram que esta é inferior a 1 mm. São necessários mais estudos, mas a aplicação clínica está a começar e é provável que cresça rapidamente quando os custos forem reduzidos.[24,26,31,32]

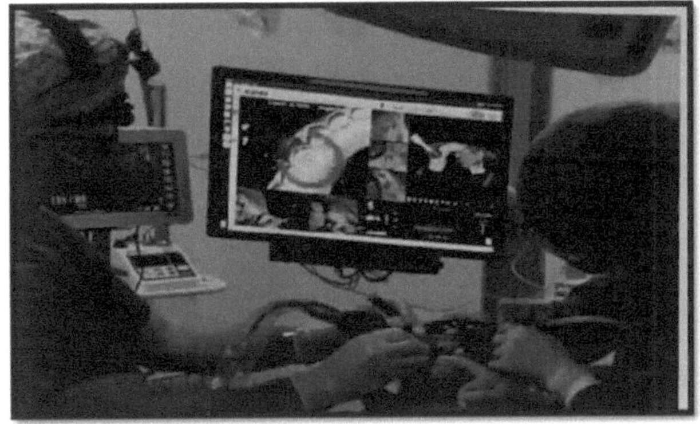

Figura 63: colocação de implantes utilizando a navegação, o ecrã apresenta a orientação da peça de mão em relação ao maxilar do doente.

Comparações entre diferentes sistemas de navegação:

	DenX	X-Guide	Navident	Inliant
Architecture	Cart, Calibration	Cart, Calibration	Cart, Calibration	Seamless integration
Handpiece	Bulky attachment	Bulky attachment	Bulky attachment	No attachment
Calibration	Multiple calibration required during surgery	Multiple calibration required during surgery	Multiple calibration required during surgery	No calibration required during surgery
Integration	Cart based bulky cart with camera, pc & light	Cart based bulky cart with camera, pc & light	Cart based bulky cart with camera, pc & light	Cart free, camera attached on to existing dental light.
Usability	Multiple manual steps required	Multiple manual steps required	Multiple manual steps required	Surgical drill sequence integrated into software.

<u>**Vantagens:**</u>

Os guias cirúrgicos avançados apresentam várias vantagens

• Diminui os erros manuais associados à colocação de implantes.

• Procedimento minimamente invasivo, uma vez que as guias cirúrgicas permitem uma intervenção mínima, os problemas cirúrgicos pós-operatórios são minimizados, proporcionando benefícios psicológicos tanto para o doente como para o médico.

• Precisão: Os implantes são componentes protéticos; qualquer desvio pode levar a resultados abruptos no funcionamento.

• Com as guias cirúrgicas, a colocação de implantes tornou-se mais precisa.

• Segurança: é o fator mais importante quando se colocam implantes em áreas críticas da boca. Mesmo o mais pequeno erro pode levar a complicações graves. Com as guias, esses desvios podem ser evitados. Os danos nas estruturas vitais são facilmente evitados.

• Previsibilidade: Não é possível manter a atenção durante todo o procedimento. Mesmo mãos experientes estão associadas a uma diminuição da qualidade em comparação com a técnica de implantação guiada.

• Estética: Verifica-se que a utilização de guias cirúrgicas para transferir o planeamento do software para a colocação real tem mostrado bons resultados cosméticos.

• Higiene A manutenção de uma saúde oral adequada é assegurada pela colocação correcta dos implantes.

• Para uma melhor sobrevivência, as próteses suportadas por implantes devem ser colocadas em posições previamente planeadas. Os guias podem ajudar a colocar implantes de qualidade, reduzindo o tempo de cirurgia de implantes.

• Facilidade de fabrico: A maioria dos implantes tem software incorporado, o que permite fazer compras e encomendas online com um único botão.

• Estão disponíveis tipos de guias cirúrgicas especiais, como as guias de redução óssea, que podem permitir a colheita de enxertos.

• A própria guia pode funcionar como uma prótese provisória para casos totalmente desdentados

• Maior visibilidade do local da cirurgia e acesso fácil para a exposição do retalho

• Resultados exactos para principiantes.

• Preveja os custos.

• Reduza os seus próprios custos, uma vez que é necessário menos tempo de cirurgia de implante e a ausência de falhas

Desvantagem:

• Aumento do custo

• Questões técnicas

DISCUSSÃO

Durante a evolução das guias cirúrgicas, foram propostas várias técnicas para o seu fabrico. Desde as guias cirúrgicas convencionais à mão livre até às guias fresadas por computador, com a mais recente adição da tecnologia de conceção assistida por computador/fabrico assistido por computador (CAD-CAM).

As concepções introdutórias de guias cirúrgicas de implantes na década de 90 utilizavam material radiográfico, como bolas e tiras de guta-percha, pinos e tubos metálicos, vernizes radiopacos, folha de chumbo, suporte metálico "3, sulfato de bário", etc., para simular a conceção protética pré-operatória. No entanto, estavam associados a uma série de deficiências, como os desenhos não limitantes e parcialmente limitantes que orientavam o ponto de entrada do osso e as angulações da broca, mas não faziam referência à estrutura anatómica subjacente nem forneciam uma orientação 3D exacta. Para ultrapassar estas deficiências, foram introduzidos avanços na férula cirúrgica através de CAD-CAM, utilizando prototipagem rápida através de impressão 3D, litografia estéreo ou perfuração accionada por computador.

Os resultados esmagadores foram alcançados clinicamente com a ajuda de um guia cirúrgico assistido por computador, tanto o guia cirúrgico estático como o dinâmico[28] .

Sarment et al.[12] no seu estudo verificaram uma melhoria estatisticamente significativa em todas as medições lineares e angulares dos implantes colocados quando as guias cirúrgicas SLA foram utilizadas em comparação com as guias convencionais.

Kramer et al.[48] e Pettersson et al[49] também relataram uma observação semelhante em que a cirurgia guiada por computador foi mais exacta do que uma abordagem à mão livre para colocar implantes em tons edêntulos bilaterais, enquanto o estudo de **Reyes et al[22]** comparando guias STL. com guias convencionais, as guias CAD-CAM tiveram um melhor ajuste em situações de classe 2 de Kennedy e as guias convencionais foram mais adequadas para situações de classe 3 de Kennedy, contrariamente aos estudos acima citados.

Muitos[27,28,30and31] outros estudos que investigaram a precisão da cirurgia de implantes guiada por modelos também revelaram resultados semelhantes a favor da cirurgia guiada. Nas revisões sistemáticas de Schneider et al. e Van Assche et al. relativamente à exatidão das guias cirúrgicas STL, o erro médio reportado foi de 1,07 mm, 0,99 mm no centro coronal e 1,63 mm, 1,24 mm no centro apical e o desvio do eixo foi de 5,26° e 3,81°, respetivamente. No entanto, noutro estudo sobre a precisão, realizado por Lee et al., os valores médios foram de 1,09 mm no centro coronal, 1,56 mm no centro apical e um desvio do eixo de 3,80°. De longe, o desvio máximo registado nos pontos de entrada para guias estáticas é de 4,5 mm[47] , o que foi atribuído à falta de estabilidade em modelos unilaterais suportados por osso. Foi sugerida a utilização de implantes de transição[36] para melhorar a estabilização da férula. Os resultados destes estudos sobre a exatidão sugerem a utilização de guias STL em situações em que se pretende colocar vários implantes distantes e em que o grau de exatidão é fundamental para obter uma única via de inserção protética. Enquanto que as guias convencionais suportadas por dentes são mais adequadas para a colocação de implantes em situações de classe 3 de Kennedy, envolvendo dentes unitários em falta, tal como criticamente revisto por Pozzi et al[50]

A influência do suporte da guia na exatidão da colocação de implantes utilizando modelos estereolitográficos foi avaliada por Gallardo et al (2016)[51] . Segundo estes autores, as guias suportadas por osso proporcionaram uma exatidão inferior à das guias suportadas por dentes e mucosas. Não foi observada qualquer diferença significativa entre as guias suportadas pelo dente e pela mucosa, à semelhança dos resultados de Ozan et al[51] . Também compararam a precisão das guias STL suportadas pelo dente, pelo osso e pela mucosa e sugeriram que as guias suportadas pelo dente são mais precisas no que respeita à colocação de implantes. Foi semelhante a observação de Giacomo et al.[13] , que relataram imprecisões mais elevadas com guias suportadas por osso, em comparação com as suportadas por dentes. As imprecisões foram atribuídas a dificuldades no reposicionamento das guias devido à possível interferência do tecido refletido (Lal et al.)[51] . No entanto, as guias suportadas por osso são recomendadas para casos com reabsorção óssea severa, pois permitem uma visualização do campo cirúrgico e um melhor controlo da profundidade da posição do implante (Rosenfeld et al. 2006)[51]. Relativamente aos guias suportados por dentes, os resultados de todos os estudos incluídos na meta-análise confirmaram que estes têm uma melhor precisão em comparação com os guias suportados por osso e são comparáveis aos guias suportados por mucosa. Embora também seja recomendado ter pelo menos dois ou mais dentes sem mobilidade para melhorar a estabilidade da matriz. (Arisan et al 2010)[51]

No que diz respeito ao desempenho clínico das guias STL, **Jung et al (2009)**[2 8] observaram uma taxa média anual de insucesso de 3,36%, a taxa média global de sobrevivência de 96,6% após 1 ano (95,4% de próteses parciais totais suportadas por implantes e 96,8% de implantes unitários), além disso, a percentagem média de complicações intra-operatórias e eventos inesperados foi de 4,6%.

Os resultados dos estudos de **Chiu et al,**[2 1] Kramer et al,[22] Brief et al,[23] e Casap et al[24] indicaram que os sistemas de navegação dinâmica têm um erro de entrada de aproximadamente 0,4 mm e um erro de desvio angular de aproximadamente 4 graus. A comparação da exatidão dos sistemas de navegação com as cirurgias de implantes convencionais revelou uma maior precisão e reprodutibilidade da colocação com implantes colocados por navegação. Brief et al. 2005[28] indicaram que o erro máximo no ponto de entrada variava entre 0,8 e 1 mm para guias convencionais e 0,6 mm para a navegação. **Kramer et al**. 2005,[28] registaram erros médios no ponto de entrada de 1,35 mm para a implantação manual e de 0,35 a 0,65 mm para a colocação de implantes com navegação dinâmica.

Mischkowski RA et al compararam a orientação estática com a orientação dinâmica e referiram que os rácios de insucesso nos primeiros 6 meses foram de 1,31% no grupo de inserção controlada estaticamente, em comparação com 2,96% no grupo de inserção controlada dinamicamente.

Em comparação com a técnica convencional, a cirurgia de implantes assistida por computador requer um investimento e esforço substancialmente maiores, mas parece ser superior devido ao seu potencial para eliminar erros e sistematizar o sucesso reprodutível do tratamento. Permite ainda a proteção de estruturas anatómicas críticas e as vantagens estéticas e funcionais do posicionamento de implantes orientado pela prótese. Com base em dados clínicos, a orientação por imagem não é necessária para casos fáceis com orientação anatómica e altura óssea suficientes, mas sempre que uma tomografia computorizada for recomendada como meio de diagnóstico, quando o posicionamento de implantes orientados para a prótese tiver de ser executado com precisão e quando se pretender um posicionamento seguro de implantes com o comprimento máximo para uma utilização óptima do osso disponível, o paciente pode beneficiar plenamente das vantagens da imagiologia tridimensional completa, do planeamento assistido por computador e da cirurgia orientada por imagem.

CONCLUSÃO

Os implantes dentários têm de ser colocados com precisão, com a profundidade, angulação e posição da crista correctas. Os métodos tradicionais de colocação de implantes têm utilizado a mão livre ou a orientação limitada de stents fabricados em laboratório. A utilização de um stent guia estático, gerado por tomografia computorizada (TC), com um sistema coordenado de perfuração especificada pode resultar em menos de 2 mm na crista; e um desvio apical do plano e um erro de angulação inferior a 5 mm. Os métodos à mão livre para a colocação de implantes resultam num erro significativamente maior em comparação com os métodos estáticos ou de navegação. Os stents estáticos gerados por TC têm considerações de tempo e custo do fluxo de trabalho. A navegação dinâmica utiliza um método eficaz em termos de tempo para colocar implantes com precisão e com um erro de colocação de implantes equivalente. A escolha da navegação estática ou dinâmica dependerá da preferência e experiência do médico.

Assim, tanto o método estático como o de navegação podem ser utilizados para o seguinte:

• O médico pretende utilizar uma abordagem sem retalho porque o local foi submetido a um aumento do rebordo anterior e o médico pretende evitar perturbar a parte superficial do enxerto com a elevação do retalho.

• Quando a colocação de implantes adjacentes requer um espaçamento exato entre os implantes e os dentes adjacentes, a utilização de um sistema de navegação assegurará o espaçamento adequado dos implantes em relação aos dentes e proporcionará precisão na manutenção do espaço adequado entre os implantes.

• Quando são necessárias angulações precisas do implante, o que é especialmente importante na zona estética e para próteses aparafusadas.

• Para controlar a colocação em profundidade.

• Para evitar traumatismos nervosos.

-Coloque a osteotomia de preparação adjacente ao pavimento do seio ao elevar o pavimento do seio através do local de preparação do implante.

• Para envolver intencionalmente o pavimento do seio ou o pavimento nasal para estabilidade do implante bicortical.

Um guia estático gerado por TC é recomendado para casos edêntulos. A navegação dinâmica requer o registo da mandíbula no sistema de navegação, que atualmente não pode utilizar marcadores fiduciais intra-ósseos. Para casos edêntulos, deve ser utilizado um guia estático gerado por TC quando:

• É desejável um método sem retalhos.

• A guia gerada por TC pode ser utilizada para fabricar uma prótese provisória no pré-operatório em modelos gerados a partir da própria guia estática.

• O médico deseja a utilização de um guia de redução óssea para proporcionar um espaço preciso para a prótese planeada.

• A colocação do implante é crítica para uma prótese do tipo coroa e ponte fixa de arco completo planeada

No entanto, a navegação dinâmica é indicada para qualquer um dos seguintes casos:

• Colocação de implantes em pacientes com uma abertura de boca limitada.

• Colocação do implante no mesmo dia do exame de CBCT.

• Colocação de implantes em locais de difícil acesso, como o segundo molar.

• Colocação de implantes quando a visualização direta é difícil.

• Colocação de implantes em espaços interdentários apertados quando as guias estáticas não podem ser utilizadas devido ao tamanho do tubo.

• Colocação de implantes adjacentes a dentes naturais em situações em que os tubos guia estáticos interferem com a colocação ideal do implante.

Para situações específicas, a escolha do melhor método será clara. À medida que a experiência do médico e a sua proficiência cirúrgica aumentam, a utilização do método dinâmico pode predominar; devido ao fluxo de trabalho eficiente em termos de tempo e de custos, a navegação dinâmica é flexível, permitindo ao médico alterar o plano cirúrgico consoante a situação clínica. Também não requer trabalho laboratorial, permitindo assim a digitalização, o planeamento e a orientação imediatos no mesmo dia da apresentação do doente. O médico deve compreender que é necessária uma curva de aprendizagem para adquirir proficiência. Isto pode exigir tempo adicional para formação, simulação e prática.

RESUMO

As melhorias nos métodos de reconstrução cirúrgica, bem como o aumento das exigências protéticas, requerem um diagnóstico, planeamento e colocação de implantes altamente precisos. A identificação da anatomia óssea em relação aos dentes, antes da cirurgia, permite ao médico colocar os implantes em áreas onde a interface implante-osso pode ser maximizada e o resultado protético é optimizado. Tal como referido anteriormente, o desenho completamente limitador é considerado um conceito de desenho muito superior, mas a maioria dos médicos ainda adopta o desenho parcialmente limitador devido à sua relação custo-eficácia e credibilidade no terreno; além disso, observou-se que a maioria dos médicos utiliza modelos de guias cirúrgicos baseados em imagens de secções transversais para facilitar um planeamento e orientação precisos durante a fase cirúrgica. O planeamento assistido por computador e a cirurgia guiada por imagens podem ser efectuados quando o posicionamento dos implantes tem de ser executado com precisão e quando o posicionamento seguro dos implantes é feito com uma utilização óptima do osso disponível. Estão disponíveis vários sistemas para o tratamento de implantes baseado em modelos guiados por computador. São relatados diferentes tipos de software, produção de modelos e estabilização de modelos, bem como variações do protocolo cirúrgico e protético. A taxa de sobrevivência dos implantes colocados com tecnologia guiada por computador é comparável à dos implantes colocados convencionalmente, variando entre 91% e 100% após um período de observação de 12-60 meses. Foram observadas complicações cirúrgicas precoces em 9,1%, complicações protéticas precoces em 18,8% e complicações protéticas tardias em 12% dos pacientes. No entanto, a literatura apresenta dados limitados e períodos de observação relativamente curtos. A investigação futura deve envolver estudos clínicos com acompanhamento a longo prazo e esforçar-se por melhorar os sistemas e procedimentos da Ine no que respeita à exatidão, previsibilidade e reprodutibilidade da colocação do implante, bem como aos resultados cirúrgicos e protéticos.

REFERÊNCIAS:

1. Misch CB. Contemporary Implant Dentistry, 3nl ed., St. Louis: Mosty Publications; 2007.

2. Perikowski CG, Pharoah MJ, Schmit A. Avaliação radiográfica pré-cirúrgica para implantes. J Prosthet Dent 1989; 61-39-64.

3. Babbush CA. Implantes dentários: The Art and Science, 1st ed. Philadelphia: WB Saunders Company: 2001.

4. O glossário de termos de prótese dentária. J Prosthet Dent 2005; 94:10-92.

5. Brief J, Edinger D, Hassfeld S, Eggers G. Exatidão da implantologia guiada por imagem. Clin Oral Implants Res 2005; 16:495-501.

6. Guias de exercícios para cada cenário de caso: Livro de receitas do SurgiGuide.

7. Ramasamy M, Giri, Raja R, Subramaniam, Karthik, Narendrakumar R. Guias cirúrgicos de implantes: Do passado para o presente. J Pharm Bio allied Sci 2013:5:98102.

8. Burns DR, Crabtree DG, Bell DH. Gabarito para posicionamento e angulação de implantes intra-ósseos. J Prosthet Dent 1988; 60:479-83.

9. Zinner ID, Small SA, Panno FV. Próteses pré-cirúrgicas e modelos cirúrgicos. Dent Clin North Am 1989; 33:619-33.

10. Borrow JW, Smith JP. Materiais de marcadores de stent para planeamento de implantes assistido por tomografia computorizada. Int J Periodontics Restorative Dent 1996; 16:60-7.

11. Stumpe LJ 3rd . Colocação de implantes guiada com base em gesso Uma nova técnica. J Prosthet Dent 2008;100.61-9.

12. Misch CE, Dietsh - Misch F. Moldes de diagnóstico, próteses pré-implantares, próteses de tratamento e modelos cirúrgicos, In; Misch CH, editor. Contemporary Implant Dentistry. 2ª ed. St Louis, Mo: Mosby; 1999. p. 135-150.

13. Engelman MJ, Sorensen JA, Moy P. Colocação óptima de implantes integrados Osse. J Prosthet Dent 1988; 59:467-73.

14. Adrian ED, Ivanhoe JR, Krantz WA. Stent de guia cirúrgico de trajetória para colocação de implantes. J Prosthet Dent 1992; 67:687-91.

15. Stellino G, Morgano SM, Imbelloni A. Um stent de implante de dupla finalidade feito a partir de uma prótese parcial fixa provisória. J Prosthet Dent 1995; 74:212-4.

16. Pesun IJ, Gardner FM. Fabrico de um guia para avaliação radiográfica e colocação cirúrgica de implantes. J Prosthet Dent 1995; 73:548-52.

17. Takeshita F, Tokoshima T, Suetsugu T. Um stent para avaliação pré-cirúrgica da colocação de implantes. J Prosthet Dent 1997; 77:36-8.

18. Marcus A. R. Lima Verde, Steven M. Stent de dupla finalidade JPD 1993;69:276 -280

19. Widmann G, Fischer B, Berggren JP, Dennhardt A, Schullian P, Reto B, Puelacher W. Tomografia Computorizada de Feixe Cónico vs Tomografia Computorizada Multislice em Cirurgia de Implantes Guiada por Conceção Assistida por

Computador/Fabricação Assistida por Computador Baseada em Digitalização Ótica Tridimensional e Guias Estereolitográficos: Does Image Modality Matter, Int J Oral Maxillofac Implants. 2016:31 (3):527-3

20. Liu YF, Wu JL, Zhang JX, Peng W, Liao WO. Análise numérica e experimental da distribuição da temperatura no local de perfuração durante a preparação para a colocação de implantes dentários utilizando um guia cirúrgico. J Prosthodont.2016;31(3):527-3

21. Geng W, Liu C, Su Y, Li 1, Zhou Y. Precisão de diferentes tipos de guias cirúrgicos de desenho assistido por computador/fabricação assistida por computador para colocação de implantes dentários. Int J Clin Exp Med. 2015; 8(6):8442-9.

22. Reyes A, Turkyilmaz I, Prihoda TJ. Precisão de guias cirúrgicos fabricados a partir de técnicas convencionais e de uma combinação de digitalização digital e prototipagem rápida. J Prosdent. 2014.;113(4):295-303.

23. Cassetta M, Giansanti M, Di Mambro A, Stefanelli LV. Precisão do posicionamento de implantes inseridos utilizando um guia cirúrgico estereolitográfico suportado por mucosa na maxila e mandíbula edêntulas. JOMI 2014; 29(5):1071-8.

24. Kang SH, Lee JW, Lim SH, Kim YH Kim MK Verificação da usabilidade de um método de navegação na cirurgia de implantes dentários: comparação in vitro com o método de modelo de guia cirúrgico estereolitográfico JCMS 2014; 42(T): 1530-5.

25. Cassetta M, Di Mambro A, Giansanti M, Stefanelli LV, Barbato

E. Como é que um erro no posicionamento do modelo afecta a precisão dos implantes inseridos utilizando um único guia cirúrgico estereolitográfico fixo suportado pela mucosa.JOM.2014; 43(1):85-92.

26. Jee H Avaliou a precisão e os factores causais da cirurgia de implantes assistida por computador para validar a aplicação clínica estável desta técnica. J Ady Prosthodont. 2013; 5(4): 440 447

27. Sarah K. T. Ilser T. Precisão de três tipos diferentes de guias cirúrgicos estereolitográficos na colocação de implantes: Um estudo in vitro. JPD 2012; 108(3). 181-188.

28. Schneider D, Marquardt P, Zwahlen M, Jung RE. Uma revisão sistemática sobre a precisão e o resultado clínico da implantologia baseada em modelos guiados por computador. Clin Oral Implants Res. 2009:20:73-86.

29. Chanseop P, Ariel J. R Jacob R, Charles S e Robert M L. Precisão da colocação de implantes utilizando guias cirúrgicas de precisão com diferentes alturas oclusogengivais: Um estudo in vitro. J Prosthet Dent 2009; 101:372381.

30. Vasak C, Kohal RJ, Lettner S, Rohner D, Zechner W. Avaliação clínica e radiológica de um conceito de tratamento guiado por modelos (NobelGuide™). Investigação clínica sobre implantes orais. 2014 Jan;25(1):116-23.

31. Ruppin J, Popovic A, Strauss M, Spuntrup E, Steiner A, Stoll C. Avaliação da precisão de três sistemas diferentes de cirurgia assistida por computador em implantologia dentária: rastreio

ótico vs. sistemas de talas estereolitográficas. Clin Oral Implants Res. 2008;19(7):709-16.

32. Mischkowski, Zinser (2) Comparação de métodos de orientação estáticos e dinâmicos assistidos por computador em implantologia. Int J Comput Dent. 2006; 9(1):23-35

33. Guias de exercícios para cada cenário de caso: Livro de receitas do guia cirúrgico

34. Jabero M. Sarment DP. Tecnologia avançada de orientação cirúrgica: Uma revisão. Implant Dent. 2006:15:135-142.

35. Almog DM. Benson BW, Wolfgang L, Frederiksen NL. Brooks SL. Imagens baseadas em tomografia computorizada e orientação cirúrgica em implantologia oral Oral Implantol. 2006:32:14-18.

36. Yeh S, Monaco E A, e Buhite R J. Utilização de implantes de transição como parafusos de fixação para estabilizar uma férula cirúrgica para uma colocação precisa do implante: Um relatório clínico J Prosthet Dent, 2005 Jun: 93(6):509-13.

37. Christoph R J, Baden, Kois C Um guia radiográfico J Prosthet Dent 1996;76-451-4)

38. Urquiola J, Toothaker RW. Utilização de uma folha de chumbo como marcador radiopaco para imagens de tomografia computorizada no planeamento do tratamento com implantes. Journal of Prosthetic Dentistry. 1997 Feb 1;77(2):227-8.

39. Çehreli MC, Aslan Y, Sahin S, of Dentistry F. Stent bilaminar de dupla finalidade para colocação de implantes dentários. J Prosthet Dent. 2000 Jul 1;84(1):55-8.

40. Arfai, N. K., & Kiat-amnuay, S. (2007). Guia radiográfico e cirúrgico para a colocação de implantes múltiplos. The Journal of Prosthetic Dentistry, 97(5), 310-312.

41. Shotwell, J. L., Billy, E. J., Wang, H.-L., & Oh, T.-J. (2005). Fabrico de guias cirúrgicos de implantes para pacientes parcialmente edêntulos. The Journal of Prosthetic Dentistry, 93(3), 294-297.

42. Roger A. Solow Modelo radiográfico-cirúrgico simplificado para a colocação de implantes múltiplos e paralelos J Prosthet Dent 2001:85:26-9.

43. Cchreli MC, Aslan Y Sahin S. Stent bilaminar de dupla finalidade para colocação de implantes dentários. J Prosthet Dent. 2000; 84:55-58.

44. Urquiola J, Toothaker R W Modelo radiográfico utilizando uma folha de chumbo JPD 1997: 77 (2).227-228

45. Sarment DP, Sukovie P, Clinthorne N. Precisão da colocação de implantes com um guia cirúrgico estereolitográfico. Int J Oral Maxillofac Implants 2003; 18:571-577.

46. Ahmet F, E. IIser T. Oguz O, e Edwin A. Fiabilidade da colocação de implantes com guias cirúrgicos estereolitográficos gerados a partir de tomografia computorizada: Dados clínicos de 94 implantes J Periodontol 2008:35.554-559

47. Di Giacomo GA, Cury PR, de Araujo NS, Sendyk WR, Sendyk CL. Aplicação clínica de guias cirúrgicos estereolitográficos para colocação de implantes: Resultados preliminares. J Periodontol 2005; 76:503-507.

48. Kramer FJ, Baethge C. Swennen G, Rosahl S Inserção de implante navegado vs. convencional para substituição de um único dente no maxilar. Clin Oral Implants Res. 2005 ;16(1):60-8.

49. Gallardo et al. Comparação da precisão da cirurgia guiada para implantes dentários de acordo com o tecido de suporte: uma revisão sistemática e meta-análise Clin Oral Implants Res. 2017 :28(5):602-612.

50. Burns D R, Crabtree D, e Bell D H Dual radiographic stent. JPD 1988;60 (4).479-483.

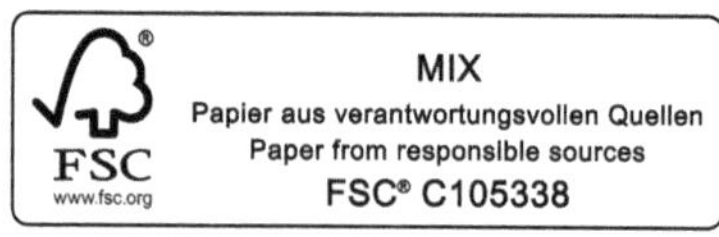

Printed by Books on Demand GmbH, Norderstedt / Germany